AF578973

JULES GAUTHIER
Ancien Archiviste départemental du Doubs

L'HOPITAL DU SAINT-ESPRIT DE GRAY

(1238-1790)

(Réédité par Gilbert ROUX, avec la permission du fils de l'auteur)

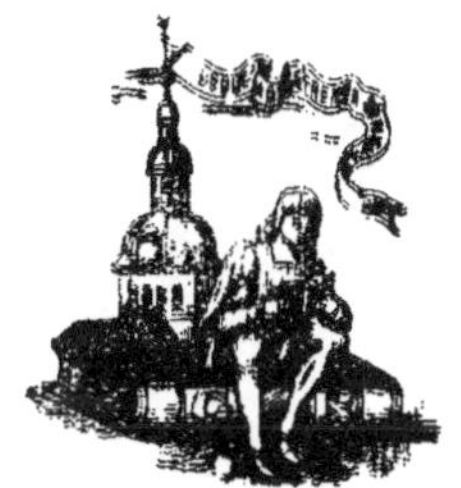

GRAY
IMPRIMERIE DE GILBERT ROUX
1911

JULES GAUTHIER
Ancien Archiviste départemental du Doubs

L'HOPITAL DU SAINT-ESPRIT DE GRAY

(1238-1790)

(Réédité par Gilbert ROUX, avec la permission du fils de l'auteur)

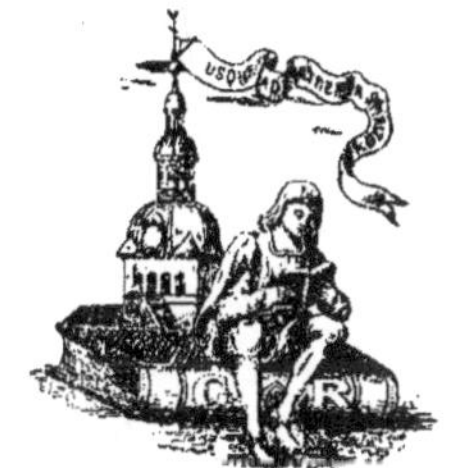

GRAY
IMPRIMERIE DE GILBERT ROUX
1910

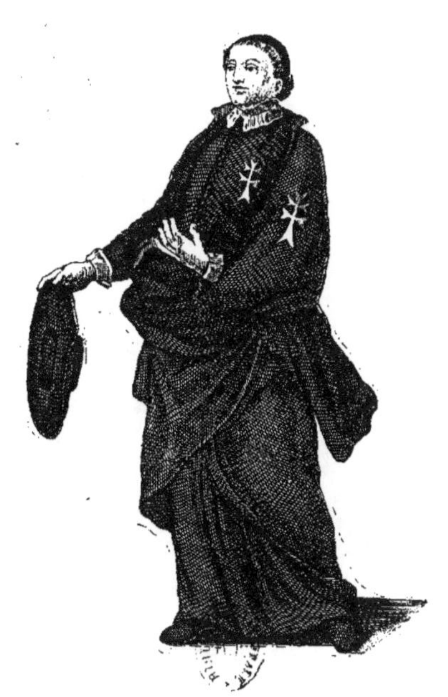

Chanoine Régulier et Hospitalier
de l'Ordre du Saint-Esprit, en habit de ville

NOTICE HISTORIQUE

SUR

L'HOPITAL DU SAINT-ESPRIT DE GRAY

A la fin du XIIe siècle, les hôpitaux étaient peu nombreux en Franche-Comté ; on y comptait quelques maisons charitables construites par les abbayes pour héberger les pèlerins, quelques hospices ouverts par les chapitres de nos villes à leurs suppôts ou à leurs sujets, quelques maladreries placées sur le bord des grandes voies romaines pour abriter les lépreux et les pestiférés. Le nombre fort restreint de ces établissements (une cinquantaine environ), leur organisation défectueuse, leurs ressources des plus modestes limitaient étroitement leur action et leurs secours en présence d'une misère toujours très grande et de fréquentes épidémies. Aussi l'apparition d'un ordre religieux spécialement destiné à soulager toutes les infortunes fut elle accueillie partout, et en particulier dans nos régions, avec le plus vif intérêt. Créés à Montpellier vers 1180, les hospitaliers du Saint-Esprit se vouaient au soin des pauvres, des orphelins, des malades ; ils donnaient l'hospitalité aux voyageurs, la sépulture aux morts, adoptaient les enfants abandonnés, enfin pratiquaient avec l'abnégation la plus parfaite toutes les œuvres de charité. Voulant fonder un hôpital à Besançon, un chevalier, Jean de Montferrand, y avait appelé, vers 1206, une colonie du nouvel Ordre ; les comtes de Bourgogne et leurs vassaux la reçurent avec faveur, lui donnèrent des terres, des rentes, des privilèges ; mais ce fut surtout chez les classes moyennes qu'on lui fit le meilleur accueil. La plupart fils de bourgeois ou d'artisans, toujours en contact avec les gens du peuple. auxquels ils se consacraient tout entiers. ces religieux mendiants conquirent de suite leurs sympathies. et, chose singulière, durent à leurs libéralités la plus grande partie de leur dotation.

Le développement de la maison de Besançon fut rapide ; les dons y affluèrent, et des essaims en sortirent bientôt pour fonder d'autres hôpitaux en Franche-Comté. en Lorraine et en Suisse. Un des lieux où l'Ordre du Saint-Esprit transporta d'abord ses institutions charitables fut la petite ville de Gray. qui jouissait déjà dans le domaine de nos comtes d'une importance réelle qu'elle sût conserver longtemps.

Gray possédait déjà une maladrerie et deux maisons où les religieux des abbayes voisines de Theuley et de Corneux exerçaient l'hospitalité (1) ; mais l'insuffisance de leur personnel et de leurs revenus laissait encore une lourde charge à la charité privée, car la misère était grande au XIIIe siècle. Ému de cette situation, un pieux bourgeois de Gray, nommé Girard d'Arc. fit, au mois de février 1238, donation au Saint Esprit de Besançon d'une maison, meix et dépendances, situés sur les bords de la Saône, non loin d'une des portes de la ville. entre la rue du Pont. la maison du garde-pêche et les murailles de Gray (2). En reconnaissance de ce bienfait. frère Benoît, alors maître de l'hôpital de Besançon. s'engagea à fournir au donataire, à sa femme et à ses enfants, les vêtements et la nourriture comme aux autres religieux du Saint-Esprit, s'ils faisaient profession dans l'Ordre, soit à Gray, soit ailleurs ; il leur assura, de plus, de leur vivant ou après leur mort, une participation directe à toutes les bonnes œuvres des frères ; enfin il promit à Girard d'Arc sa succession

(1) Outre la maladrerie de Gray, qui nous est connue par la charte de franchise de 1324 et par des documents antérieurs, il en existait une seconde dans le voisinage de Gray, à Noiron. — Voir sur les hospices de Corneux et de Theuley les archives de ces abbayes. (Archives départementales de la Haute-Saône).

(2) V. aux pièces justificatives la charte de février 1238.

au titre de recteur du nouvel hôpital. Le contrat ainsi rédigé à la satisfaction de toutes les parties fut scellé par l'abbé de Saint-Vincent et le recteur de Besançon ; ce dernier prit de suite possession de la maison de Girard d'Arc. L'hôpital du Saint-Esprit de Gray était fondé.

Un an plus tard, un maître et des religieux y étaient installés et achetaient déjà, au nom de l'hôpital, des prés sur les bords du Drugeon ; en 1240, un voisin, le sire de Chargey, Richard d'Oignepierre, leur donnait l'affouage dans les bois de sa seigneurie (1). Les populations de la terre de Gray en éprouvant leurs bienfaits s'intéressèrent à leur œuvre, et soutenaient de leurs aumônes l'établissement naissant, sur lequel la maison-mère de Besançon conserva désormais un droit absolu de suprématie et de direction.

Le premier recteur de Besançon, frère Benoît, avait aussi le premier porté le titre de maître de l'hôpital de Gray. Ses successeurs nous sont inconnus ; mais on peut supposer que durant tout le XIIIe siècle la maison de Gray fut régie par celle de Besançon, car les premières années du siècle suivant nous montrent encore les deux rectorats réunis dans la main d'Étienne de Malans, procureur général de l'Ordre du Saint-Esprit dans les deux Bourgognes (2).

Les guerres, les calamités de toute sorte qui avaient régné sans cesse dès la fondation de l'hôpital, avaient tellement diminué ses ressources en multipliant ses charges, qu'au moment de la conquête de Philippe-le-Bel, les religieux du Saint-Esprit durent quitter Gray et amodier leur maison à un clerc nommé Hugues Merceret, l'un de leurs bienfaiteurs. Cette suppression, de courte durée, cessa aussitôt que le calme eût été rétabli dans la province par la dévolution du comté de Bourgogne à l'héritière d'Othon IV, devenue l'épouse de Philippe-le-Long. Le 11 juin 1309, Pierre de

(1) V. aux pièces justificatives la charte de 1240 et l'acquisition de 1239.

(2) Charte du 11 juin 1309, dans laquelle Hugues Merceret, de Gray, clerc, restitue aux frères du Saint-Esprit de Besançon et de Gray leur maison de Gray, qu'il disait tenir de donation à lui faite par le frère Etienne, jadis maître de l'hôpital de Besançon. — N° 34, Cartulaire de 1428. Arch. de l'hôpital de Besançon.

Lyon, recteur des hôpitaux de Besançon et de Gray, était remis en possession du domaine de Gray, y rétablissait la vie régulière et l'hospitalité, et s'occupait d'y réparer les désastres de la guerre (1). Gray devenant la résidence préférée de la reine Jeanne, l'hôpital bénéficia de cette prédilection. Le 20 décembre 1320, la veuve d'Othon IV, Mahaut d'Artois, lui donnait une rente de vingt sous *pour la pitance des religieux et pauvres* (2) ; et quatre ans plus tard, après l'incendie de 1322 qui détruisit une partie de la ville mais épargna l'hôpital (3), la reine complétait sa dotation par un magnifique présent. Considérant *la neccessitée, le deffault, et la pouretée de l'ospital du Saint-Esperit de Gray et la charge que le maistre dudit hospital a, tant de ceulx qui sont rendus léans, comme des povres et des malades qui sont en chascun jour audict lieu, et les rentes dudict hospital soient si petites que elles ne puissent ad ce souffire*, la reine Jeanne détacha de son domaine le four banal de Velesmes et les droits d'affouage nécessaires pour l'entretenir, et en gratifia le Saint-Esprit de Gray le 4 février 1324 (4). Ce cadeau princier fut un des importants revenus de l'hôpital jusqu'au moment où, par un acte arbitraire du 20 décembre 1729, Louis XV rapporta l'ordonnance de Jeanne de Bourgogne et substitua une rente de soixante livres (5) à l'affouage des bois de Velesmes.

Toutes ces donations, faites à titre pieux, avaient comme corollaire de la part des religieux la célébration de messes et d'anniversaires pour les bienfaiteurs. Afin de desservir ces fondations, le recteur dut songer à bâtir une chapelle, d'autant que les règlements de l'Ordre et les bulles pontificales autorisaient ou prescrivaient l'érection d'une église, d'un

(1) Charte n° 34. Cartulaire de 1428. — Archives de l'hôpital de Besançon.
(2) N° 2. Inventaire de 1663. — *Ibid.*
(3) Il serait certainement fait mention de l'incendie parmi les considérants de la charte de 1324, si l'hôpital eût brûlé.
(4) V. aux pièces justificatives.
(5) Registre 49. f° 174. Arrêt du conseil d'Etat. Chambre des comptes de Dole. (Archives du département du Doubs).

cimetière et de fonts baptismaux dans tous les hôpitaux du Saint-Esprit (1).

Ce n'est guère qu'à ce moment que l'on dut se préoccuper de la construction d'une église, retardée sans doute jusque-là par la situation précaire de l'hôpital : en effet, deux donations, l'une du 10 juillet 1327, l'autre du 6 décembre 1334, contiennent cette distinction spéciale : *Pour l'œuvre de l'hôpital, ad opus dicti hospitalis* (2). Cette formule, sur le sens de laquelle on ne saurait se méprendre dans le langage du temps, est certainement relative à une construction, et cette construction est très probablement la chapelle, à laquelle, au siècle dernier, l'on attribuait une haute antiquité parmi les édifices religieux de la ville. Commencés sous le rectorat de frère Pierre de Lyon, ces travaux furent achevés par frère Jean de Clerval. Celui-ci n'était point noble, mais appartenait à une famille bourgeoise des bords du Doubs, qui donna plus tard des abbés à Montbenoît et à Saint-Paul ; il avait fait profession dans l'Ordre du Saint-Esprit à l'hôpital de Besançon, qu'il quitta vers 1330 pour venir administrer celui de Gray. Nous ne savons rien de plus sur lui, si ce n'est que son rectorat dura au moins une quinzaine d'années, et enrichit l'hôpital d'un grand nombre de propriétés acquises par donation ou par achat de divers particuliers de Gray et des environs. Toutes ces donations, dont les originaux ont péri, mais qui nous sont conservés par un cartulaire de 1428 (3), sont rédigées dans la même forme. Elles sont toujours faites dans une intention pieuse, et s'adressent aux recteur (maître, gouverneur ou procureur) et religieux de l'hôpital ou Maison-Dieu du Saint-Esprit de Gray, pour l'entretien ou pitance des pauvres (4), et en

(1) V. *Notice sur le Saint-Esprit de Besançon*, par A. Castan, 1865 ; br. in-8°. — Hélyot, *Histoire des Ordres monastiques*.

(2) Ces deux chartes sont transcrites sous les nos 36 et 35 du Cartulaire de 1428.

(3) Ce Cartulaire porte la côte 2, chap. 40, dans l'inventaire des archives de l'hôpital de Besançon.

(4) Une seule charte du 25 novembre 1335 contient une donation faite par simples bourgeois de Gray de deux sous de cens sur un champ situé au Chasne-Boys-Ferrière, *pour la pitance des malades*. — Nos 5. Cartulaire de 1428.

échange de messes, anniversaires ou prières. Quelques-unes sont inspirées par la reconnaissance, comme celle de Vienot Quareuillet, de Velesmes, qui, le 31 mai 1364, donnait tout un domaine au Saint-Esprit de Gray, *pour les grans biens, bons et aggréables services et aulmosnes que frère Berthelemi d'Antuille, frère et gouverneur de ladicte maison et des povres, m'a fait ou temps passé en mes grans maladies et povretez et fait encor chascun jour sans cesse* (1). Un autre intérêt que présentent ces chartes, qui nous montrent d'une manière assez exacte la physionomie de l'établissement aux XIVe et XVe siècles, c'est qu'elles nous révèlent les noms des recteurs et nous permettent d'en reconstituer la liste presque complète.

A partir de Jean de Clerval, l'hôpital ne resta jamais dépourvu de recteur. Ce dignitaire placé dans une sorte de tutelle vis-à-vis de son supérieur, duquel émanait d'ailleurs sa nomination, n'avait qu'une large faculté d'administrer, mais devait s'effacer et même disparaître quand il s'agissait d'aliéner ou de prendre des engagements importants. Le plus grand nombre des recteurs de Gray s'inclinaient devant les ordres de Besançon : plusieurs voulurent lutter, quelques-uns réussirent ; de là de nombreuses et interminables querelles qui se multiplièrent surtout au XVIe siècle, quand la maison du Saint-Esprit de Rome et les papes prétendirent au droit de nomination, et l'exercèrent directement, en concurrence avec le recteur de Besançon.

Jean de Clerval avait eu à se défendre contre le gruyer et le producteur du duc, qui prétendaient restreindre l'usage de son hôpital dans les bois de Velesmes, et il avait fallu un jugement du bailli Jean de Montigny, rendu le 30 août 1345, aux assises de Gray, pour confirmer les prétentions et établir définitivement le droit du recteur (2). Aussi, pour éviter toute contestation, son successeur, frère Barthélemy d'Anteuil, fit-il habilement renouveler les concessions d'affouage

(1) N° 5, Velesmes. Cartulaire du Saint-Esprit de Gray.
(2) Cet acte est transcrit sous le n° 14, Velesmes. Cartulaire du Saint-Esprit.

faites à son hôpital dans les bois de Chargey au milieu du XIIIe siècle. Le seigneur de ce village, Jean d'Arc-sur-Thil, *vuillant accomplir les heuvres de misericorde*, s'y prêta de bonne grâce, et, moyennant la célébration annuelle de quatre messes de *Requiem*, permit à l'hôpital de couper désormais dans son domaine tout le bois nécessaire au chauffage de ses pauvres (1). Barthélemy d'Anteuil, né aux environs de Clerval, comme son prédécesseur, sortait comme lui du noviciat de Besançon : les ressources de sa maison lui permirent pendant son rectaurat d'augmenter les domaines que le Saint-Esprit possédait déjà à Gray et à Velesmes, et par ses soins, l'enclos de l'hôpital fut accru d'un petit terrain qui s'étendait du cellier de l'établissement jusqu'au *mur de fermetey* de la ville (2). La donation de 1364 citée plus haut témoigne du zèle avec lequel il s'acquittait de sa mission charitable, et prouve en même temps que le soin des malades était, conformément aux statuts de l'Ordre, une des principales occupations des religieux de Gray. Quand, vers 1368, frère Barthélemy d'Anteuil fut allé reposer sous une des larges dalles qui au siècle dernier pavaient encore la chapelle de l'hôpital, frère Étienne Porretier le remplaça (3). Connu seulement par quelques contrats qui ne révèlent que son origine bisontine, Étienne Porretier eut pour successeur Eudes Verjust, qui gouvernait l'hôpital au mois de mars 1394 (4). Après lui, Pierre Vaudriet, de Fouvent, recteur de Besançon, porta le titre et exerça quelque temps les fonctions de recteur de Gray, jusqu'au moment où, vers 1400-1401, il les transféra à frère Pierre d'Autoreille. Dans la longue administration de Pierre d'Autoreille, en dehors d'accensements ou de donations il n'y a à signaler que la fondation d'un autel de Saint-Christophe faite dans la chapelle du

(1) Cartulaire du Saint-Esprit, f° 52.

(2) Cartulaire du Saint-Esprit, n° 14. Charte du 24 septembre 1364.

(3) Etienne Porretier est mentionné dans des textes des 13 mai 1368, 11 et 18 mars 1369 ; n°s 43, 42 et 44 du Cartulaire.

(4) 1er mars 1394, f° 60 du Cartulaire.

Saint-Esprit, le 16 septembre 1415, par Jean Montot de Saint-Moris-sur-Vingeanne (1).

On peut se faire une idée sommaire de la physionomie que présentait l'hôpital de Gray au XVe siècle, soit au point de vue de son organisation intérieure, soit au point de vue de ses propriétés et de ses ressources. Le chef de la maison, qui jusque-là s'était nommé recteur, gouverneur ou maître du Saint-Esprit, commence à porter le titre de commandeur à compter de Pierre d'Autoreille (2). Nommé par le commandeur de Besançon, il est soumis à ses visites et à celles des visiteurs généraux choisis par le grand-maître de l'Ordre, qui réside à Rome, à l'hôpital du Saint-Esprit en Saxe. De plus il doit assister aux chapitres généraux qui se tiennent à Besançon pour toute la région de l'Est ; il y siège au quatrième rang parmi les recteurs des dix sept hôpitaux inférieurs, et y paie annuellement une taxe de six francs pour droit *de supériorité* (3). Il a sous ses ordres quelques religieux (deux ou trois à peine) qui se recrutent dans la maison même, où depuis un siècle, l'on admet à la profession (4). Une ou deux servantes partagent avec eux le soin des malades, l'entretien des pauvres, des enfants abandonnés et des voyageurs. L'hôpital est pourvu de bâtiments proportionnés à ses besoins : un corps de logis à deux étages contient le logement du recteur, des religieux et des pauvres ; une chapelle gothique pourvue d'un baptistère et d'un cimetière, un enclos qui, de la muraille de la ville, longe le bord de la rivière et aboutit à la porte de Saône, complètent les dépendances de la maison. Quant aux revenus de l'hôpital, ils sont de diverses natures.

D'abord les champs, prés et vignes, qui depuis deux

(1) Charte de 1410-1415. — No 4. Cartulaire du Saint-Esprit. — *Ibid.* no 37.

(2) Charte de 1410-1415. — No 4. — *Ibid.*

(3) Tenue des chapitres généraux de l'Ordre du Saint-Esprit à Besançon. — Reg. du XVe siècle. Archives de l'hôpital.

(4) Charte relative à l'héritage de frère Jehan, fils feu Berthon, du chastel de Vesoul, qui était devenu frère en l'hospitalité de Gray. — 10 mai 1380. No 49. Cartulaire.

siècles s'agrandissent chaque année de quelques pièces nouvelles, forment déjà des groupes importants sur les territoires de Gray principalement, puis de Gray-la-Ville. Arc et Velesmes (1) : quelques meix et maisons, des cens sur un certain nombre de domaines, enfin le four et l'affouage de Velesmes et l'usage dans les forêts de Chargey, voilà pour les immeubles. Les messes et anniversaires dont les religieux font la desserte en leur église rapportent aussi un casuel, auquel il faut joindre le produit d'une quête annuelle faite dans le voisinage par un religieux ou un fermier. Les quêtes étaient l'un des principaux revenus du Saint-Esprit de Besançon, dont les quêteurs pourvus d'autorisations du pape et des évêques, allaient promener leurs châsses et leurs bulles d'indulgences dans les diocèses du Piémont, de la Bourgogne et de la Suisse. Semblable latitude et semblables privilèges n'existaient pas pour l'hôpital de Gray, mais la maison de Besançon lui donnait quelquefois une part de son abondante moisson (2). En outre, les laboureurs des bords de la Saône, dans le périmètre de la chatellenie de Gray, lui remettaient chaque année la première gerbe de leur récolte : cette quête, nommée gerberie, produisait au XVIIe siècle une centaine de francs environ. Qu'on ajoute à cela quelques rentes et les aumônes journalières reçues par les hospitaliers, et l'on aura une idée sommaire de leurs revenus en présence des nombreuses dépenses que la misère du peuple, les guerres, les épidémies, la disette leur imposaient constamment. Comment les pauvres étaient-ils traités au Saint-Esprit ? Assez bien, paraît-il, si l'on en croit le témoignage d'une pauvre femme de Gray, Jaquette Parisot, qui, au mois de juin 1431, lui donnait par reconnaissance quelques ouvrées de vigne, sa seule fortune, à charge de l'entretenir jusqu'à sa mort et de l'inhumer en son église : *Consi-*

(1) A cette époque l'hôpital possède environ quinze à seize fauchées de pré, plus une vingtaine de pièces de terre mentionnées dans les titres du Cartulaire.
(2) A. Castan, *Notice sur le Saint-Esprit de Besançon*.

dérans les biens, bontés, curalités que l'on me fait en l'ospital du Saint-Esperit de Gray, auquel je suis et ay estée recehue bien et convenablement selon mon estat en ma maladie, et ancor suis-je à présent, mas fault que pour la grant pouretey et maladie que j'ay, que je me sois venue abergie en la maison de céans auquel hospital jay esté bien et convenablement recehue et m'ont administré boire et mangier selon mon estat, je ne veulx pas encore (encourir) le péchier de ingratitude (1).

Cette déclaration est tout en faveur du bon ordre qui régnait alors dans l'hôpital sous la main de Pierre Crappillet d'Annoires, successeur de Pierre d'Autoreille. Les petites gens, bourgeois ou artisans de Gray, drapiers, selliers, parcheminiers et laboureurs, continuaient à léguer en mourant quelques terres ou quelques meubles à l'asile des pauvres; la situation de la maison s'améliorait d'autant. Mais, à part quelques changements de recteur, nous n'avons, à ce moment, rien à signaler d'important. Pierre Crappillet ne paraît plus à dater de 1438 : frère Claude Boiteux l'a remplacé en 1448 (2), mais en 1466, Jacques Garnier, son successeur, vient représenter l'hôpital au chapitre général de Besançon (3).

Ces chapitres se tenaient annuellement le dimanche de *Cantate*, quatrième après Pâques ; une amende, un blâme sévère et quelquefois l'interdit punissaient les recteurs coupables d'absence. Jacques Garnier n'oubliait jamais d'y assister ; la seule fois qu'il y manqua fut en 1477, alors que les troupes de Louis XI occupaient Gray et envahissaient le reste de la province ; encore envoya-t-il son neveu l'excuser auprès du chapitre sur *les tribulations qu'il endurait des ennemis de la patrie et les dangers que couraient chaque jour les biens de l'hôpital* (4). En 1479, la rectorie de Besançon vint à

(1) N° 57, Cartulaire du Saint-Esprit de Gray.
(2) Cartulaire du Saint-Esprit de Gray.
(3) Livre des chapitres généraux. — Archives du Saint-Esprit de Besançon, cote 30 *bis* chap. 3.
(4) Livre des chapitres généraux, tenue du dimanche de *Cantate*, mai 1477. Archives du Saint-Esprit de Besançon, 30 *bis*, chapitre 3.

vaquer. Jacques Garnier en fut pourvu par le grand-maître du Saint-Esprit, et tout en conservant la rectorie de Gray, la fit administrer par frère Guillaume de Bercy, fils du greffier en chef du parlement de Dole (1). En 1481, Guillaume de Bercy prit le titre de la charge qu'il exerçait déjà, mais le quitta bientôt pour régir l'hôpital de Besançon (2). Il fut remplacé par Jean Roillot, prêtre et profès du Saint-Esprit, qui vivait encore au mois de mai 1495. Après une lacune de quelques années dans nos documents, l'on passe de Jean Roillot à Jean Mille, institué le 11 juin 1516, puis à Nicolas Henrici, nommé le 4 mai 1517 et remplacé le 28 octobre 1521 par frère Vernier Hucher (3). A ce moment, le grand-maître de Rome, qui s'immisçait déjà dans la nomination aux divers hôpitaux, commença à nommer les hospitaliers de Gray concurremment avec le recteur de Besançon. De là, à chaque vacance, une double nomination intervenait d'ordinaire de part et d'autre ; l'autorité royale, représentée par le parlement faisait le plus souvent l'appoint nécessaire pour faire pencher la balance en faveur d'un concurrent, et lui donnait l'investiture et la possession de l'hôpital. Le caractère primitif de l'Ordre s'effaçait : les hôpitaux, assimilés à des bénéfices, excitaient l'ambition et la cupidité de gens de moralité douteuse, qui les obtenaient par intrigues et à prix d'argent. La situation de l'hôpital de Gray se ressentit forcément de cet état de choses, et les pauvres du voisinage eurent à souffrir des débats fréquemment soulevés entre les compétiteurs qui briguaient sa rectorie ; le magistrat de la ville et le parlement de Dole durent souvent intervenir pour sauvegarder les intérêts des pauvres et rappeler les hospitaliers à la pratique des devoirs de leur état.

Le 9 octobre 1531, frère Guillaume Colin, naguère pourvu de l'hôpital de Gray, le remettait entre les mains du

(1) Ibid., chapitre de 1480.

(2) A. Castan, *Notice sur le Saint-Esprit de Besançon*. — Annuaires du Doubs, 1864-1865.

(3) Tous ces détails sont extraits des archives du Saint-Esprit, conservées à l'hôpital de Besançon

supérieur et des religieux de Besançon, capitulairement assemblés (1). Claude Buffet (le jeune), neveu du supérieur, fut nommé à sa place ; mais, retenu près de son oncle, qui lui légua son bénéfice en 1545, il ne résida jamais à Gray, où un administrateur par lui délégué, frère Dominique Marchand, le suppléait (2). Il inaugure ainsi la liste des recteurs commendataires, où se succèdent après lui son parent Jacques Buffet dit *Jahin* (24 juin 1552) (3), puis Claude Bouvier de Gray, nommé le 12, et installé le 15 janvier 1554 (4). Celui-ci fut troublé immédiatement dans sa possession par frère Jean Rivière, nommé par le général de l'Ordre. De là procès, puis désordre absolu dans l'hôpital, dont le parlement s'empara aussitôt sur la requête du procureur général ; il en commit la direction à un certain Jean Dessey, qui l'administra plusieurs années au nom du roi. Sur les triples instances du recteur de Besançon, des deux prétendants évincés, enfin des bienfaiteurs de l'hôpital, qui demandaient la desserte de leurs fondations, le parlement, sollicité d'autre part par le magistrat de Gray, rendit, le 10 avril 1557, un arrêt de règlement pour assurer à l'avenir un équilibre constant et une régularité complète dans le service du Saint-Esprit de Gray (5). Cet arrêt blessait quelque peu les prérogatives de l'Ordre, en introduisant dans le contrôle de l'établissement le mayeur et les échevins, et en les chargeant de le visiter deux fois par année, de veiller à la conservation de ses titres et à la réparation de ses bâtiments. L'intention du parlement dans cette innovation s'expliquait par le désir de protéger les pauvres contre toute malversation, et d'assurer, malgré les changements de personnes, l'accomplissement des fondations et la distribution

(1) N° 10, inventaire de 1663. — Archives du Saint-Esprit de Besançon. Layette de Gray.

(2) La prise de possession de ce mandataire est du 22 novembre 1531. N° 11, inventaire de 1663.

(3) N° 48, inventaire de 1663. — Archives de l'hôpital de Besançon.

(4) N° 12, *Ibid.* et *Passim*, titres de procès

(5) Cet arrêt, transcrit aux pièces justificatives, existe en original et en copie aux archives de Gray, et de l'hôpital de Besançon.

des secours ; mais cette décision eut aussi pour résultat d'accroître les prétentions de la ville sur le Saint-Esprit et la gestion de ses domaines.

Voici quelles sont les principales dispositions de l'arrêt en ce qui concerne la chapelle et les pauvres. Désormais le recteur devra entretenir deux prêtres au moins et deux enfants de chœur pour chanter la messe et desservir les fondations, qui seront d'ailleurs toutes inscrites sur un tableau affiché en lieu apparent de l'église. Deux vieilles femmes servantes, portant la croix de l'Ordre, devront s'occuper du soin des pauvres compris dans ces diverses catégories : malades et valétudinaires (convalescents), pauvres filles enceintes reçues pour leurs gésines, étrangers qui seront hébergés un jour et une nuit sur l'avis du recteur ou du maire de Gray, *et cela non comprins les petits enfans exposés que doibvent estre baptisés ès fonds baptismaux dudit hospital et receus*. La nourriture, composée de vin, pain, potage et pitance raisonnable, le chauffage, la literie, l'éclairage de lampes ou chandelles, la distribution des aumônes versées en nature, voilà, avec l'ingérence du mayeur dans les affaires de l'hôpital, ce que prévoient et définissent les clauses du règlement.

L'arrêt rendu, on dut l'exécuter. Claude Bouvier s'était complètement désisté de ses prétentions, sauf à recevoir une compensation dans l'avenir (1) : Jean Rivière dut en faire autant. Un religieux graylois, frère Pierre Arnauld, dont l'imagination des historiens a fait le fondateur de l'hôpital, bénéficia de leur retraite (2). Au bout de six ans, de graves mésintelligences éclatent entre lui et le mayeur, dont il ne voulait ni reconnaître les prérogatives nouvelles ni accepter le contrôle. Ce dernier furieux, adresse plainte à l'ancien recteur Claude Buffet, actuellement supérieur de Besançon,

(1) La résignation de frère Claude Bouvier est du 6 février 1556. Le recteur de Besançon lui fit, en 1559, une pension de soixante livres en attendant un bénéfice.

(2) Pierre Arnauld fut nommé en 1556 au commencement de 1557, d'après ses mémoires pour procès. — Archives du Saint-Esprit de Besançon.

et formule ses doléances *sur le mauvais ordre qu'avait tenu et tenait ledit Arnauld au gouvernement de l'hôpital, en l'inculpant de dilapidation et malversation* (1). L'accusation était très sérieuse : Claude Buffet se rendit à Gray.

Plusieurs visiteurs étaient venus par le passé reconnaître l'état du Saint-Esprit : en 1411, frère Pierre de Pomart avait été délégué à sa visite par l'archi-hôpital de Rome (2) ; en 1426, un acte capitulaire du Saint-Esprit de Besançon avait proclamé de nouveau la prééminence de cette maison sur celle de Gray (3), et en 1428, frère Lambelet Vernier était venu contrôler l'administration de Pierre d'Autoreille (4). Mais le premier procès-verbal qui soit conservé est celui du 8 mai 1564. En ce jour, Claude Buffet se présenta chez Pierre Arnauld, lui expliqua le motif de sa visite, en lui prescrivant de le reconnaître comme supérieur et de lui montrer toute la maison. La chapelle était en bon état, ainsi que la sacristie ; deux chapelains avaient été choisis pour la desservir ; une servante nommée Oudette, un enfant trouvé nommé Abraham, un garçon nommé Richard de Verdun, une fille nommée Jeannette, complétaient le personnel de l'hôpital. Les bâtiments étaient ruineux, les greniers vides : l'écurie ne contenait qu'un vieux cheval et six porcelets (5). Claude Buffet était venu avec l'intention d'être mécontent : il partit peu satisfait, non sans s'être concerté au préalable avec le mayeur de Gray. Un mois après, Pierre Arnauld était suspendu de sa charge pour malversation ; rappelé à Besançon à peine d'interdit et d'excommunication, il s'y rendit. Un administrateur provisoire, Jean Hugard, curé de Cresancey, vint surveiller le temporel de l'hôpital, en attendant qu'un nouveau recteur, frère Elyon de Montigny, religieux de Saint-Bénigne de Dijon, le remplaçât comme titulaire du bénéfice (6).

(1) Visite de 1564, n° 15, chap. 43. — Arch. du Saint-Esprit de Besançon.
(2) Charte du Saint-Esprit de Besançon. — 3 mars 1411. — Archives de l'hôpital.
(3) 16 avril 1426. *Ibid.*
(4) Cartulaire du Saint-Esprit de Gray.
(5) Visite de 1564, n° 15, chap. 43.
(6) 23 et 30 juin 1564. — N°s 54 et 55, inventaire de 1663.

Pierre Arnauld ne se tint pas pour battu, et en appela au bailliage d'Amont, qui le condamna (21 janvier 1567), puis au parlement, qui, par arrêt du 7 avril 1571 (1), lui rendit son hôpital, et débouta Elyon de Montigny de ses prétentions. Claude Buffet s'inclina à regret devant la décision souveraine, et Pierre Arnauld put retourner à Gray sous l'obligation d'exécuter l'arrêt de 1557. Il y obéit quelque temps, rendit quelques comptes au mayeur (2) ; mais cette obligation lui pesait, bientôt il refusa de fournir à la ville l'argent nécessaire aux réparations de l'hôpital. Nouveau procès, nouveaux frais. Pierre Arnauld mettait sans cesse en avant pour s'excuser les nombreuses charges de sa maison. En 1583, on y comptait deux chapelains, deux religieuses ou tantes, deux serviteurs, *une douzaine de petits enfans renyés de père et de mère que journellement l'on apportoit, et que lon devoit mettre à grands frais en nourrice au village, ou conserver au Saint-Esprit ; de nombreux malades et pèlerins y recevoient en outre l'hospitalité*. Ces protestations furent vaines, les jugements étaient toujours contraires au frère Arnauld : la plus grande animosité régnait contre lui, soit à Gray, soit à Besançon. Aussi, malgré ses réclamations auprès du gouverneur de la province, dès qu'une visite de Jean Chaulmont et du syndic de Gray eut constaté en 1588 l'état précaire auquel trente ans de mauvaise administration avaient réduit la maison du Saint-Esprit, la ville demanda et obtint la suspension, puis la révocation de Pierre Arnauld (3). Un curé d'Autoreille, Martin Jobelot de Virey, ne laissa, après lui avoir succédé, ni meilleure situation, ni meilleurs souvenirs (4). Il aliénait sans nécessité, il dépensait sans mesure et dans son intérêt personnel tous les reve-

(1) Liasse 43, n° 19. Archives du Saint-Esprit de Besançon. — Archives du Doubs, série C, fonds de l'intendance.

(2) Notamment en 1575, le 24 janvier. — Saint-Esprit de Besançon. — *Passion*. — Le revenu était, cette année, de mil soixante-treize livres 10 gros quatre deniers, outre les recettes extraordinaires.

(3) Mémoire pour procès. — *Ibid.*

(4) Cote 31, boîte 3. — N° 33, inventaire de 1663. — N° 34, *Ibid.*

nus des pauvres ; les visites des supérieurs de Besançon, Melchior de Valée, du 1er octobre 1597, Henri de Treffard, des 3 mai 1601 et 21 juin 1607, constatent à l'envi la déplorable situation faite à l'hôpital soit par les fléaux réunis de guerre et de la peste, soit surtout par l'incurie du titulaire. Protégé par le gouverneur de la province François de Vergy, Martin Jobelot évita longtemps la sévérité des visiteurs. Mais en 1614, suspendu, puis destitué, il fut remplacé par un sien parent nommé Denis Jobelot (1), profès de l'Ordre, et mourut à Gray, sous l'habit de simple religieux, au mois de septembre 1615. On l'inhuma dans la chapelle avec la croix de l'Ordre sur la poitrine, mais sans le manteau qui caractérisait la sépulture des recteurs. Denis Jobelot ne profita pas longtemps de cet héritage, disputé aussitôt par Claude Pagney, docteur en décrets, nommé par le commandeur de Rome (2). Celui-ci avait encouru dans une vie d'aventures plusieurs condamnations criminelles : il avait même subi à Rome le supplice de l'*estrapade*, mais malgré cela il l'emporta sur son rival (18 juillet 1617) (3). Son rectorat ne fut ni long ni heureux.

Un incendie qui éclata dans la partie basse de Gray en 1622, dévora tous les bâtiments de l'hôpital ; il n'en resta debout que la chapelle, dont la toiture fut fort éprouvée par le feu (4). Claude Pagney vint encore assister au chapitre général de 1623 (5), mais, effrayé de la responsabilité d'une maison en ruines et d'héritages en désordre, il troqua en 1624 son hôpital contre la cure de Dampierre-sur-Salon, dont le titulaire, Marc Boniface s'engagea, en prenant possession de l'hôpital de Gray, à prendre aussi l'habit du Saint-Esprit (6). Cet échange n'était rien moins que régulier. Aussi.

(1) Mémoire pour procès.
(2) 6 novembre 1615. — Archives de l'archi-hôpital du Saint-Esprit en Saxe, à Rome.
(3) N° 14, chap. 43. — Archives de l'hôpital de Besançon.
(4) Mémoire pour procès. — Archives de l'hôpital de Besançon. — N° 31, inventaire de 1663.
(5) N° 31, boîte 3. — *Ibid.*
(6) Acte du 7 septembre 1624, enregistré au Parlement le 4 avril 1625.

en 1625, quand Claude Nazey, recteur de Besançon, vint visiter les ruines de la maison de Gray, et qu'il y trouva Marc en soutane de prêtre séculier, une petite croix d'or à double branche attachée au cou, il le somma de venir en son logis, au Cerf-Volant, justifier de ses titres et de sa nomination. L'hospitalier n'obéit pas; on le suspendit de ses fonctions, on l'interdit *a divinis*; on voulut séquestrer ses biens, pour, de leurs revenus, réparer l'hôpital et reconstruire les bâtiments incendiés (1). Enfin la Cour approuva cette dernière mesure en attribuant, le 1er février 1628, un tiers des revenus et le casuel au recteur, les deux autres tiers à la ville, à charge par celle-ci de réparer l'hôpital et d'entretenir les pauvres à ses frais (2). Marc Boniface mourut le 29 janvier 1629. Le 24 mars, Rome pourvoyait à son remplacement : mais déjà, sur la proposition de Claude de Vergy, gouverneur de Franche-Comté, Pierre Magnin, fils d'un procureur au bailliage de Gray, avait été nommé par Claude Nazey (3). Son rival Nicolas Estignard de Vuillafans, précédemment chapelain de Saint-Gengulphe de Montgesoye, vint néanmoins s'établir à Gray, après avoir reçu l'habit du Saint-Esprit des mains de MM. Sarragoz et Galliot, chanoines de Besançon, délégués à cet effet (4). Conformément à l'arrêt de Dole, le magistrat avait députe deux notables, Samson Hugon, docteur ès droits, et Claude Brussel, à la régie de l'hôpital et à la restauration de ses bâtiments. Ces deux commis se mirent à l'œuvre, sans trop se préoccuper des procès que leur intentait le sieur Estignard, souvent peu respectueux envers la municipalité (5). Ils durent s'opposer souvent à ses prétentions; car, dit une lettre de Claude Brusset, *il prétendoit appliquer tous les revenus des pauvres à*

(1) 4 mars 1626, 30 mars 1626. La suspension *a divinis* est levée par l'official le 2 avril 1626.

(2) 1er février 1629, 7 mai 1630. — Arrêtés de la cour.

(3) 10 février 1629.

(4) Archives de l'archi-hôpital de Rome.

(5) Le 27 juillet 1650, le magistrat de Gray se plaint de ce que le sieur Estignard l'a insulté, lui et la ville, le 22 juillet précédent, en lui disant publiquement : *Je me moque de vous et de la ville, ma robe vaut mieux que tout le magistrat*, etc. — Saint-Esprit de Besançon.

la nourriture d'une sienne grosse famille qu'il a faict descendre de la montagne (1). Nicolas Estignard triompha des prétentions de Pierre Magnin comme de celles de Girard Humbelot et de Simon Baron, qu'on lui opposa tour à tour (2) ; resté maître du champ de bataille, il en jouit tranquillement ; plus soucieux de son intérêt que de celui de l'hôpital, il se permit même de céder à la ville toutes les propriétés et tous les droits de sa maison, en se réservant toutefois une grasse prébende (3). Le traité fut annulé, le recteur de Gray suspendu ; mais il finit pourtant par rentrer dans son bénéfice et par y mourir le 4 août 1653 (4). La guerre de Dix-Ans avait laissé inachevée la reconstruction de l'hôpital. Le magistrat de la ville, activé par le parlement et stimulé par les recteurs de Besançon et de Gray, arriva enfin à la terminer vers 1665 (5). Il serait bon d'en donner ici une courte description, complétée d'ailleurs par un dessin de 1630, reproduit ci-contre et d'autant plus intéressant qu'il ne subsiste rien, ni de l'hôpital ni de sa chapelle.

En 1681, l'hôpital se composait de deux corps de logis ; l'un nouveau, à trois étages, était situé entre deux cours, et se composait de six grandes pièces, où logeaient le recteur et les religieux ou religieuses ; l'autre, dont les murs au moins étaient anciens, comptait deux étages, quatre chambres au rez-de-chaussée surmontées de deux grandes salles plafonnées de poutres. Ajoutez à cela un cellier ayant pignon sur la rue voisine, des écuries, remises et autres dépendances.

La chapelle, flanquée d'une sacristie, était gothique ; elle communiquait avec le vieux bâtiment destiné aux pau-

(1) Lettre de Claude Brusset au recteur Nazey de Besançon, 11 avril 1630 — Archives de l'hôpital de Besançon.

(2) Le recteur de Besançon nomme successivement, pour les opposer à Nicolas Estignard, Girard Humbelot, le 27 mai 1630, Simon Baron, le 2 mai 1631. — Archives de l'hôpital de Besançon.

(3) Le traité était passé entre Ferdinand Paguelle, mayeur de Gray, les notables et syndic de la ville, et frère Nicolas Estignard. Ce dernier, moyennant cent livres par an, les produits de chapelle et vingt-quatre ouvrées de vigne, abandonnait tout l'hôpital et ses revenus à la ville. — 20 janvier 1650. — *Ibid.*

(4) A sept heures du soir, le 4 août 1653, est survenu le décès de feu Nicolas Estignard. — Code 19, chap. 43. — Saint-Esprit de Besançon.

(5) La remise des bâtiments réparés par la ville fut faite à l'Ordre du Saint Esprit le 25 août 1661. — Archives de l'intendance.

LE SAINT-ESPRIT DE GRAY

EN 1630

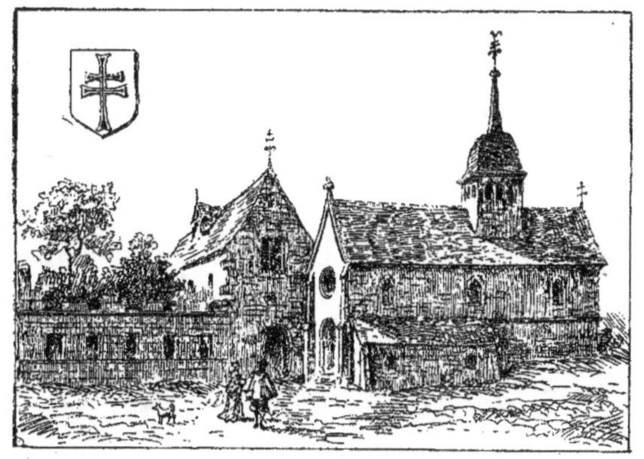

LE LOGEMENT DU RECTEUR

LE LOGEMENT DES PAUVRES. -- LA CHAPELLE

(D'après un croquis du temps).

vres, par une galerie couverte qui donnait sur la façade, percée d'une grande porte et éclairée par une rosace rayonnante. La nef comptait trois travées ; elle était longue de soixante-dix pieds, large de vingt-quatre ; sa voûte était de briques ; le chœur, percé de deux fenêtres, était voûté de pierre. Dans la nef, éclairée par six petites fenêtres, s'ouvraient trois chapelles voûtées : à droite, celles de saints Crépin et Crépinien et de saint Antoine, qui prenaient jour sur la cour ; à gauche, celles de saint Remi et sainte Anne, ouvrant sur le cimetière ; vis-à-vis la chapelle de saint Antoine s'élevait en outre un autel portant une Notre-Dame de Pitié. Ces chapelles appartenant à des familles ou à des corporations de Gray, remontaient aux XVe et XVIe siècles : on avait supprimé depuis quelques années l'autel de saint Christophe fondé en 1415 à droite du chœur, et l'autel de saint Eloi, qui lui correspondait à gauche. Le maître-autel, placé entre deux crédences, était orné d'un retable à colonnes torses d'assez mauvais goût, encadrant un tableau de sainte Marthe, accosté de deux autres tableaux représentant, l'un, la Flagellation, l'autre, une Notre-Dame. Le tableau du martyre de SS. Crépin et Crépinien, donné par la corporation des tanneurs et cordonniers de la ville, était plus curieux ; il était à volets, peint sur bois, et surmonté des statuettes de Notre-Seigneur et des deux martyrs. Sur l'autel de saint Antoine, trois statues de pierre reproduisaient la Flagellation de Notre-Seigneur, saint Antoine et saint Claude. Dans la chapelle de saint Remi et sainte Anne, les deux patrons figuraient en relief aux deux côtés d'un crucifix. La sacristie conservait encore quelques vieux ornements de velours et de soie aux armes du Saint-Esprit, quelques calices, reliquaires et vases d'argent, de laiton ou d'étain appartenant à l'hôpital ou aux confréries de saint Crépin, de la Trinité et de saint Hubert, qui y célébraient leurs offices. Enfin, dans le vieux clocher, dont la forme et la toiture ont inspiré le clocher actuel de Gray, se faisaient entendre deux cloches pesant ensemble quatre cent cinquante livres. De tout cela il ne reste absolument rien, pas même le clocher neuf, rebâti de 1732 à 1735 par frère Antoine de Mandre (1).

Après la mort de Nicolas Estignard, la situation se compliqua comme à l'ordinaire par une double nomination : celle de Claude Noirot de Gray par le recteur de Besançon (11 août 1653) ; celle de Jean-Jacques Guillegard, son compatriote, par le général de l'Ordre (19 septembre 1653). Le premier, quoique fort appuyé du baron de Scey, gouverneur de la province, échoua au parlement ; son concurrent fut mis en possession le 15 juin 1654 ; et un procureur Jean Pignier fut commis à la gestion des domaines, grossis depuis peu de l'héritage du sieur Couvet (2), et à l'achèvement des bâtiments, dont la remise à l'Ordre n'eut lieu que le 25 août 1661. En 1661, le visiteur général, Jean-Jacques Despotots vint à Gray ; mais peu édifié de la conduite du recteur, il le suspendit, et délégua d'abord provisoirement, puis définitivement à sa place un religieux graylois, Pierre Chaudey : Jean-Jacques Guillegard dut, par même décision, quitter l'habit religieux (3).

Les procès interminables dont l'ennuyeux récit remplit les pages de cette Notice avaient rendu la situation de l'hôpital extrêmement compliquée ; les droits du recteur et de la ville étaient mal définis. Par l'arrêt de 1557, le maire de Gray avait gagné du terrain au détriment du recteur. En présence de nouvelles difficultés, il fallut procéder à une délimitation ; ce fut là l'œuvre du recteur de Besançon, de Pierre Chaudey et d'Étienne-Bernard Barberot, docteur ès droit, vicomte-mayeur de Gray. Ces trois personnages,

(1) La dépense totale de cette dernière construction fut de mil huit cent soixante-cinq livres dix-sept sous, plus la nourriture des ouvriers. — Compte d'Antoine de Mandre, 17, chap. 1. — Saint-Esprit.

(2) Tous les détails et les dates qui précèdent sont extraits des titres de l'hôpital de Besançon. La succession du sieur Couvet, léguée en 1627, comprenait des domaines à Apremont (seize journaux) ; à Gray, une maison et deux faux deux tiers de pré ; cinq ouvrées de vigne à la Maison-du-Bois ; cinq cent vingt-deux livres dix sous de rente, cinquante-trois pièces de terre à Sevenx et Velet. — N° 19, chap. 43. — Saint-Esprit de Besançon.

(3) Liasses de procédure, 1663-1666. — Archives de l'hôpital de Besançon.

assistés des échevins et notables de la ville, délibérèrent et adoptèrent le 25 août, et firent homologuer par le parlement le 24 septembre 1667, le règlement suivant pour l'administration du Saint-Esprit (1).

Les parties désirant à l'advenir que ledict hospital soit reformé de bien en mieux au soulagement des pauvres et satisfaction publique, décident :

1° L'établissement d'un conseil pour la direction du temporel de l'hôpital. En sont membres : le recteur de Besançon et, à son défaut, celui de Gray, le mayeur, un notable choisi par le conseil, un avocat et un procureur gratuits élus par le magistrat, et pour cette fois seulement, à la participation du recteur.

Chaque année il y aura réunion générale, l'assemblée ne pourra délibérer que si trois membres au moins sur cinq sont présents. Dans le cours de chaque exercice, un contrôle sera exercé, à l'occasion, par le conseil, sur tous les actes importants : un délégué du recteur de Besançon et deux députés du conseil apureront les comptes de l'hospitalier ;

2° Toutes les fondations pieuses faites dans l'église de l'hôpital seront exécutées conformément au règlement du diocèse :

3° Les recteur, religieux et serviteurs de l'hôpital auront toute liberté de disposer de leur pécule personnel :

4° Les pauvres seront reçus à l'hôpital sur billet signé du mayeur ou d'un membre du conseil.

Ce traité de 1667 et l'arrêt de 1557 réglèrent désormais les rapports de l'hôpital et de la ville, jusqu'à ce que de nouvelles transformations vinssent modifier l'institution du Saint-Esprit de Gray, l'emploi de ses revenus et l'esprit de sa fondation.

Frère André Michel remplaça en 1668 Pierre Chaudey, mort au mois de juin de cette année (2) ; sous son gouver-

(1) N° 19, chap. 43, Gray. — Saint-Esprit de Besançon.
(2) Liasse de documents non classés. — Archives du Saint-Esprit de Besançon.

nement l'hôpital s'accrut de la dotation de l'ancien hôpital de Bucey-les-Gy, que le titulaire Pierre Blondel, chanoine d'Arbois, abandonna au recteur de Gray avec toutes ses charges, moyennant une pension annuelle (10 septembre 1668) (1). Après son successeur, frère Sébastien Porcheret (institué le 15 octobre 1671), la vacance de l'hôpital fut comblée de nouveau par une double nomination : celle de frère Simon Pageot, de Nozeroy, nommé par Besançon (12 janvier 1672) ; celle de frère Denis Beuque de Dole, nommé par Rome (12 février 1672) (2). Simon Pageot était influent : son crédit lui avait fait confier l'administration du Saint-Esprit de Besançon pendant une vacance : aussi un jugement rendu par la Chambre de justice, qui remplaçait provisoirement le parlement, lui adjugea définitivement la rectorie de Gray le 12 juin 1673 (3). Il vécut jusqu'au 26 juillet 1681. Les détails de sa gestion nous le montrent assez assidu aux devoirs de son état, dans lesquels il était puissamment aidé par deux religieusee, Marguerite Brenot et Marthe de La Tour, vouées au soin des pauvres, des malades et des enfants abandonnés (4).

Claude Perreaud de Rochejean, naguère commandeur d'Arlay, lui succéda le 2 août suivant (5). Le premier président, devant lequel il prêta serment, l'envoya de suite en possession de son bénéfice. Pendant son rectorat, qui ne cessa qu'en 1718, se passèrent les événements décisifs qui modifièrent le but primitif du Saint Esprit de Gray et l'affectèrent uniquement au service des enfants trouvés. Voici à quelle occasion.

Après la conquête. Louis XIV avait voulu appliquer en Franche-Comté l'ordonnance de 1672 qui réunissait à l'Or-

(1) N° 18, chap. 43. — Saint-Esprit de Besançon. — Un arrêt du Conseil du 20 janvier 1688 réunit Bucey-les-Gy à l'Ordre de Saint-Lazare. Un autre arrêt du 10 juin 1701 le rendit à l'hôpital de Gray. — Archives de l'intendance, C. 111.

(2) Archives du Saint-Esprit de Besançon.

(3) Liasse de procès. — *Ibid.*

(4) Interrogatoire des 28-29 août 1680, subi à Besançon par Marguerite Brenot. *Ibid.*

(5) Il était cousin de Poncet Perreaud, recteur de Besançon de 1706 à 1721. — V. A. Castan, *Notice sur le Saint-Esprit de Besançon*, 1865 ; br. in-8°.

dre militaire du Mont-Carmel et de Saint-Lazare les biens de l'Ordre du Saint-Esprit ; mais, sur les réclamations des dignitaires de ce dernier Ordre, cette réunion dut se borner aux hôpitaux abandonnés et aux maladreries. Cette mesure enleva à la maison de Gray l'hôpital de Buccy-les-Gy (1). En 1696, des lettres-patentes obtenues par l'initiative de Claude Perreaud détachèrent de Saint-Lazare pour l'annexer provisoirement au Saint-Esprit de Gray la maladrerie de cette ville, dont les revenus *devaient être désormais employés par le recteur au soulagement des pauvres malades*, jusqu'à ce que la ville fût pourvue d'un Hôtel-Dieu dont la construction était décidée. Depuis une quarantaine d'années (1648), une somme avait été recueillie par de pieuses dames *à l'effet de secourir les pauvres :* le magistrat y joignit ses épargnes, des bienfaiteurs promirent ou donnèrent leur concours. Une maison fut achetée, l'archevêque de Besançon y envoya des hospitalières : l'Hôtel-Dieu était créé (2). Sa destination était définie : *recevoir les soldats et les bourgeois malades, secourir les indigens, et décharger de ce soin le Saint-Esprit, affecté désormais aux seuls enfants abandonnés*, dont le nombre sans cesse croissant absorbait tous les revenus. Le traité formel qui dût être passé à cette occasion entre l'Ordre et la municipalité manque dans les archives incomplètes de l'un comme de l'autre ; mais son accomplissement et son existence résultent de tous les documents postérieurs à 1715 (3). Jusqu'à ce moment où l'hôpital agrandi en vertu de nouvelles lettres-patentes du 6 juin 1715 suffit à contenir les malades et les pauvres, la municipalité dut encore recourir au bon vouloir du recteur et lui envoyer des clients de ce genre, *quoiqu'il ne dût recevoir que les enfants exposés ;* mais à partir de cette époque les deux maisons ont une existence et une destina-

(1) Arrêt du 20 janvier 1688.

(2) Archives de l'intendance, Gray. Hôpital des malades. N° 26. — MIROUDOT, *Notice sur Gray*. (Collection Droz).

(3) Lettres-patentes du 6 juin 1715, tome III des *Edits de Franche-Comté*, page 70, édition in-folio. — M. Miroudot du Bourg, dans son histoire manuscrite de Gray, fait dater cette séparation de fait de 1721 ou 1722. (Bibliothèque de M. Droz à Besançon).

tion distinctes ; un partage définitif a eu lieu : l'Hôtel-Dieu soigne les malades et assiste les malheureux, le Saint-Esprit prend le nom d'Hôpital des Enfants trouvés (1) qu'il ne quitte plus jusqu'à la Révolution ; tous nos documents sont unanimes sur ce double point.

Les comptes des recteurs ne mentionnent plus comme autrefois des frais de médecins ou de distributions aux pauvres ; ils enregistrent maintenant des achats de layettes, des pensions de nourrices ou des apprentissages (2). Après Claude Perreaud, mort en avril 1718, son parent Alexis Perreaud, puis Jacques Borechon, et enfin Antoine de Mandre, se succédèrent à la tête de l'hôpital (3). En 1740, au décès de ce dernier, frère Pillaud, commandeur de Bar-sur Aube, plus connu sous le nom de frère Archimbaud, fut nommé commandeur de Gray par le cardinal de Polignac, grand maître de l'Ordre en France.

A ce moment le gouvernement s'inquiétait fort de l'augmentation du paupérisme et des moyens d'y remédier. Voulant s'enquérir des établissements d'assistance publique existant en France, il ordonna, par un arrêt du 18 octobre 1747, communiqué le 16 mars 1748 à tous les intendants de province, de faire un relevé exact des origines des ressources, et de l'affectation spéciale de tous les hôpitaux de leur ressort. Sur l'invitation de l'intendant de Franche-Comté, le commandeur Archimbaud dressa aussitôt un mémoire complet qui fut transmis au chancelier d'Aguesseau ; ce document donnait des détails vagues sur les origines et les fortunes diverses de la maison de Gray, mais précis sur ses revenus en terres, casuel et créances. Il se terminait par un tableau des charges de la maison, la liste du personnel et quelques considérations intéressantes sur le service et la manière dont il était accompli. Ce mémoire ayant pour

(1) Voir tous les documents de l'Intendance et de l'hôpital de Besançon.

(2) Comptes de 1721 à 1740. Archives du Doubs (intendance). — Archives de l'hôpital de Besançon (Saint-Esprit).

(3) Alexis Perreaud, de 1718 à 1723 ; Jacques Borechon, du 30 avril 1723 à 1727 ; Antoine de Mandre, du 4 décembre 1727 à 1740.

notre histoire une réelle importance, nous allons l'analyser et en citer quelques extraits (1).

Le revenu de l'hôpital pour l'année 1747 a été, tout compris, de trois mille huit cent quatre-vingt-quinze francs treize sous neuf deniers : c'est la moyenne des années précédentes. Le personnel comprend un commandeur âgé de soixante-un ans, cinq religieuses de vingt-cinq à soixante-dix ans, un religieux, Jean-Claude Abre, âgé de cinquante-deux ans, *quatre vieilles femmes qui ont donné leur bien à l'hôpital et y sont pour ce entretenues jusqu'à leur mort, ainsi que la religion et la pratique de l'Église le prescrivent envers les bienfaiteurs* (2).

« Depuis six ans [que le sieur Archimbaud est à la tête « de la maison], il y a toujours eu à la charge de l'hôpital « cinquante à cinquante-cinq enfants. Le soussigné se fait « un honneur de ce que le nombre en a augmenté par les « soins qu'il prend de leur conservation ; il n'y a plus à la « maison de nourrices qui en allaitent au moins deux et « quelquefois trois : tous les enfants au lait sont donnés « chacun à une nourrice à la campagne, et ils y demeurent « au moins jusqu'à l'âge de deux ans. Le soussigné connait « tout le prix de l'espèce par rapport à la religion et à l'État ; « il a même donné sur cette matière des mémoires qui « attestent son zèle, s'ils ne font pas beaucoup d'honneur à « ses lumières. Il ne sort de la maison aucun garçon à qui « on ne fasse apprendre un métier suivant son goût et ses « dispositions; l'hôpital l'entretient pendant tout son apprentissage, et le rééquipe à la fin. Les filles à qui on a appris « à tricoter, filer, coudre et blanchir, sont mises au service.

« Il n'y a dans toute la maison qu'une seule servante « pour récurer, laver les drapeaux, faire le pain, avoir soin

(1) Archives de l'intendance de Besançon. — Préfecture du Doubs, C. 112.

(2) La présence de ces quatre vieilles femmes entretenues à l'hôpital jusqu'à leur mort moyennant la cession de leurs biens et leurs services journaliers, ne vient nullement contredire ce fait que l'hôpital de Gray est, à cette époque exclusivement un hospice d'enfants trouvés, et que sa dotation est exclusivement affectée à cet usage.

« des vaches et cochons ; les religieuses, fidèles à l'esprit de « leur vocation, font tous les autres travaux, et sont souvent « obligées de suppléer pour ceux de la servante.

« Il serait bien [utile et] à souhaiter pour le soussigné, « et encore plus pour le véritable intérêt des pauvres, qu'un « commissaire du roi vint faire la visite dudit hôpital : il y « verrait toutes les réparations utiles que le soussigné y a « faites, l'ordre qui y est établi, la propreté des lits, des ber- « ceaux et des salles, les instructions qu'on donne à ces pau- « vres enfants, les soins qu'on a de leurs personnes, de leur « linge et de leur habillement. Mais on peut interroger toute « la ville et ses différents corps : ils rendront unanimement « justice à l'administrateur et à ses coopératrices dans ses « fonctions. Il lui serait aisé de présenter là-dessus au conseil « des témoignages les plus favorables et les plus respecta- « bles : mais il en coûte moins à un honnête homme de les « mériter que de les demander : il sait, d'ailleurs, le cas que « l'on fait de toute constatation mendiée.

« L'utilité de l'hôpital du Saint-Esprit n'est pas bornée « à l'asile qu'y trouvent tant de victimes de l'incontinence « et de l'inhumanité : toute la ville et les villages voisins y « trouvent des secours spirituels : on y chante vêpres, et l'on « y donne la bénédiction du Saint-Sacrement tous les di- « manches et toutes les fêtes de l'année. L'église du Saint- « Esprit est même, par sa situation au bout de la ville, une « espèce de seconde paroisse.

« Le commandeur et un de ses confrères, dont il sera « parlé ci-après, sont approuvés dans le diocèse de Besançon « et dans celui de Dijon ; outre les confessions qu'ils enten- « dent, M. le curé les a priés d'administrer, dans les cas « pressants, tous les autres sacrements, et se loue beau- « coup de leur zèle » (1).

Ajoutons à ce tableau que le personnel des religieuses

(1) Ce mémoire signé Archimbaud, et daté du 5 mai 1748, est conservé sous la cote G, 112, dans les archives de l'Intendance de Besançon, série C. Arch. du Doubs.

se recrutait alors de lui-même (1) ; que le personnel des enfants provenait d'expositions faites aux portes de la ville ou de l'hôpital, ou de dépôts faits par les communes du voisinage et du ressort, tenues de payer trente livres d'entrée pour chaque enfant ; enfin que l'hôpital, en dehors de ressources extraordinaires de l'État, était réduit à sa dotation primitive, que le courant des donations particulières dirigé sur l'Hôtel-Dieu ne venait plus désormais accroître.

Nous avons maintenant une idée suffisante de l'organisation de l'hôpital des Enfants-Trouvés tel qu'il fonctionna jusqu'à la Révolution. Au XVIIIe siècle, l'Ordre du Saint-Esprit, dont l'existence avait été déjà compromise par diverses mesures (prohibition de recevoir des novices, etc.), continuait à être violemment attaqué par les favoris de Louis XV, qui voulaient, en le réunissant à Saint-Lazare, doter de ses revenus quelques gentilshommes ruinés, leurs créatures. Mais, d'un côté, le bon sens de quelques ministres consciencieux, de l'autre, l'attitude des commandeurs du Saint-Esprit et des municipalités des villes où existaient des hôpitaux, firent renoncer provisoirement à ce projet. Les protestations que les officiers municipaux de Gray adressèrent au roi furent particulièrement énergiques : « L'hôpital de « Gray n'est pas un poste digne de messieurs les chevaliers « de Saint-Lazare. Si les commandeurs portent une croix d'or « à leur boutonnière, ils ne connaissent guère d'autre avan- « tage solide que de servir les pauvres : leur subsistance est « aussi frugale que leur entretien est modeste. Nous ne « croyons pas qu'il y ait un chevalier de Saint-Lazare assez « disgracié de la fortune pour ambitionner un semblable « poste (2).

Quand frère Archimbaud mourut le 30 mars 1771, toute la ville, par l'organe de ses magistrats, rendit un respectueux

(1) Les comptes d'Antoine de Mandre, 1730-1736, mentionnent plusieurs professions faites à l'hôpital de Gray.
(2) Boîte 12, n° 174. — Saint-Esprit de Besançon.

hommage à sa mémoire, à ses vertus et au soin tout particulier qu'il avait des enfants trouvés. L'hôpital en comptait alors 72 à sa charge, dont 27 en nourrice, 45 à la maison ou en apprentissage (1). Cette moyenne se maintint jusqu'à la Révolution, d'après les tableaux officiels de 1776 à 1788, que nous reproduisons aux pièces justificatives. Immédiatement après la mort du commandeur, les religieuses qui lui obéissaient s'adressèrent au grand maître du Saint-Esprit de France, pour lui demander de conserver leur autonomie et de diriger seules, à la participation de la ville, l'administration de l'hôpital ; le grand-maître dut y consentir, car elles conservèrent les prérogatives qu'elles souhaitaient. L'Ordre était à la veille de s'éteindre ; il ne fut point pourvu au remplacement de frère Archimbaud, trente-huitième et dernier recteur de Gray.

Presque en même temps, le procureur du roi au présidial de Gray, M. Cretin, et les officiers de la ville, envoyèrent au marquis de Monteynard, ministre secrétaire d'État, des projets de règlement pour l'hôpital. Ces projets, d'accord sur ce point : de confier sa direction à un bureau composé du procureur du roi, du maire, du premier échevin, d'un délégué de l'archevêque et de quatre notables, ne l'étaient plus quand il s'agissait de donner la supériorité à l'un sur l'autre, d'attribuer le monopole de l'institution à la ville, ou de le généraliser au profit des ressorts de Gray et de Vesoul. Renvoyées à l'Intendant de Franche-Comté, ces propositions ne reçurent point de consécration officielle, pas plus en 1772 que plus tard en 1777 et années suivantes, quand Necker et Turgot mirent de nouveau à l'étude la question des enfants trouvés. Paris était encombré d'enfants abandonnés qu'y envoyait la province ; le ministère s'enquérait partout des établissements existants, et s'occupait d'en créer de nouveaux dans chaque intendance. La Franche-Comté était mieux partagée que bien d'autres pays. Besançon, Poligny, Gray

(1) Archives de l'intendance.

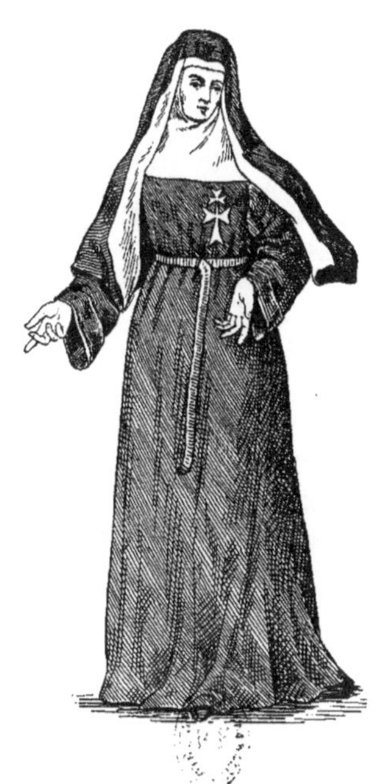

Religieuse du Saint-Esprit

en habit de chœur et de maison

avaient chacun des hôpitaux spéciaux qui, moyennant certaines conditions et certaines contributions des communes et de l'État, recevaient tous les enfants abandonnés de la province. Plusieurs fois les intendants et leurs subdélégués durent rédiger des rapports sur le Saint-Esprit de Gray, désormais affecté aux enfants des subdélégations de Gray et de Vesoul, c'est-à-dire à peu de chose près au ressort actuel du département de la Haute-Saône. Plusieurs fois la municipalité de la ville dut fournir des mémoires et des correspondances sur l'état, les revenus et l'administration de son hôpital ; nous leur avons emprunté les détails que nous venons de résumer (1).

Un bureau constitué sur le modèle de celui établi à Besançon en 1722 (2), et composé des personnes énumérées plus haut, partagea l'administration avec les religieuses du Saint-Esprit qui avaient survécu à leur Ordre, et fournit désormais à l'intendant des états réguliers du personnel de la maison, que nous avons analysés aux pièces justificatives. Cet état de choses se perpétua jusqu'en 1790 ; à ce moment, la communauté des religieuses se composait de cinq personnes, et les revenus de la maison se montaient à quatre ou cinq mille livres environ.

Au moment où éclata la Révolution française, les religieuses furent expulsées ; l'hôpital prit le nom d'*Hôpital des Enfants de la Patrie*, et des citoyennes furent chargées de l'éducation des enfants. Les biens de la dotation du Saint-Esprit furent réunis en l'an IV à ceux de l'Hôtel-Dieu, et régis par la même main ; une partie fut aliénée, mais remplacée plus tard, conformément à la loi du 16 Vendémiaire

(1) Tous les documents qui nous ont servi pour cette partie de notre mémoire, reposent aux archives du Doubs, dans le fond de l'Intendance, cartons 115 et 119 série C.

(2) Les Annuaires de la province en 1779 et années suivantes nous donnent le personnel du bureau des enfants trouvés de Gray. En voici la composition en 1784-1785 : *Directeurs*, MM. J.-F. Regnaud, chanoine (délégué de l'archevêque), Cl.-Fr. Narçon, maire, Mondelet, lieutenant du maire, Antoine Lyon, procureur du roi ; Mme Odifroy, *supérieure* ; Mme Chenedard, *procureuse* ; M. Samson Chassignolle, *aumônier*.

an V, par d'autres biens d'établissements confisqués. Depuis, les bâtiments et la chapelle de l'hôpital ont complètement disparu (leur emplacement est occupé actuellement sur les bords de la Saône, par la maison A. Bourgoin) (1). Mais les bienfaits de la création de Girard d'Arc se font encore sentir dans la ville de Gray ; le domaine des pauvres a survécu à tous les orages, et sert encore aujourd'hui à l'entretien des enfants abandonnés, comme il y servait tout entier avant 1790.

Telle est la rapide et imparfaite esquisse des transformations et des diverses fortunes du Saint-Esprit de Gray. L'histoire de cet établissement était inconnue, ses origines oubliées, comme celles de la plupart de nos hospices ou de nos institutions charitables. C'est faire un acte de justice que de rappeler leur souvenir et leurs services à un pays qui leur devra toujours de la reconnaissance, aussi bien pour les bienfaits du passé que pour ceux du présent.

---

(1) Aujourd'hui maison veuve Joliclerc, fille de M. Bourgoin.

LISTE DES RECTEURS DU SAINT-ESPRIT DE GRAY

I.	Frère Benoît, recteur de Besançon.......	1239-1243
II.	Frère Pierre de Liesle »	† 20 mai 1292
III.	Frère Etienne de Malans »	† 16 août 1306
IV.	Frère Pierre de Lyon »	1306-1318
V.	Frère Jean de Clerval, recteur de Gray...	1332-1347
VI.	Frère Barthélemy d'Anteuil..............	1360-1368
VII.	Frère Etienne Porretier de Besançon.....	1368-1369
VIII.	Frère Eudes Verjust....................	1394
IX.	Frère Pierre Vaudriet de Fouvent	vers 1395-1400
X.	Frère Pierre d'Autoreille................	1401-1428
XI.	Frère Pierre Crapillet d'Annoires (1).....	1434-1439
XII.	Frère Claude Boiteux	1448
XIII.	Frère Jacques Garnier	1466-1480
XIV.	Frère Guillaume de Bercy...............	1481-1483
XV.	Frère Jean Roillot	1483-1495
XVI.	Frère Jean Mille, institué le 11 juin.....	1516-1517
XVII.	Frère Pierre Henrici, institué le 4 mai....	1517-1521
XVIII.	Frère Vernier Hucher, institué le 28 octob.	1521 »
XIX.	Frère Guillaume Colin..................	» 1531
XX.	Frère Claude Buffet, le jeune, institué le 9 octobre	1531-1552
XXI.	Frère Jacques Buffet, institué le 24 juin..	1552-1554
XXII.	Frère Claude Bouvier de Gray, nommé le 12 janvier	1554-1556
»	Frère Jean Rivière, son compétiteur, nommé par Rome	» »
XXIII.	Frère Pierre Arnauld de Gray, nommé par Rome	1557-1589
»	Frère Elyon de Montigny, nommé par Besançon	(1565-1571)

(1) Il mourut en 1460, recteur du Saint-Esprit de Dijon. — G. Peignot, *Histoire du Saint-Esprit de Dijon*. 1838, in-4°

XXIV.	Frère Martin Jobelot de Virey..........	1589-1614
XXV.	Frère Denis Jobelot.....................	1614-1615
XXVI.	Frère Claude Pagney, docteur en décrets, 6 novembre..........................	1615-1624
XXVII.	Frère Marc Boniface, institué le 7 sept...	1624-1629
XXVIII.	Frère Nicolas Estignard de Vuillafans, 24 mars..............................	1629-1653
»	Frère Pierre Magnin, nommé par Besançon	(1629)
XXIX.	Frère Jean-Jacques Guillegard, nommé par Rome..............................	1653-1661
»	Frère Claude Noirot de Gray, nommé par Besançon (1)........................	(1653-1654)
XXX.	Frère Pierre Chaudey, de Gray..........	1661-1668
XXXI.	Frère André Michel......................	1668-1671
XXXII.	Frère Sébastien Porcheret...............	1671-1672
XXXIII.	Frère Simon Pageot de Nozeroy, 12 janvier	1672-1681
»	Frère Denis Beuque de Dole, 12 février...	(1672-1673)
XXXIV.	Frère Claude Perreaud de Rochejean, 2 août	1681-1718
XXXV.	Frère Alexis Perreaud...................	1718-1723
XXXVI.	Frère Jacques Borechon, 30 avril.........	1723-1727
XXXVII	Antoine de Mandre prend possession le 17 décembre...........................	1727-1740
XXXVIII	Frère Archimbaud (Pillaud), mort le 30 mars 1771...........................	1740-1771

(1) Girard Humbelot, puis Simon Baron, le remplacèrent sans plus de succès.

PIÈCES JUSTIFICATIVES

I. — *Fondation de l'Hôpital du Saint-Esprit de Gray par Girard d'Arc.*

(Février 1238, nouveau style).

Notum sit omnibus presentes litteras inspecturis : quod Girardus dictus de Arcu, pro remedio anime sue et animarum antecessorum suorum, dedit et concessit in puram et perpetuam elemosinam Deo et Sancto Spiritui, domum suam quam habet ante portam Grayaci, sitam a parte firmitatis ; et quicquid habet post et ante domum, usque ad viam ejusdem pontis et servatorem piscium qui situs est in Sagonna juxta domum supradictam ; et mansum quod est inter dictam domum et dictum servatorem. Et magister predicti Sancti Spiritus, videlicet Benedictus, dedit et concessit purissime pro Deo, dicto Girardo et uxori sue et etiam liberis suis, victum et vestitum tanquam propriis fratribus Sancti Spiritus, si in dicta domo vel in aliis domibus Sancti Spiritus tanquam fratres predicti Sancti Spiritus voluerint habitare ; dedit et concessit etiam predictus Benedictus, pro Deo tantummodo, quod predictus Girardus sit provisor predicte domus post predictum magistrum, sive sit intra domum tanquam frater, vel extra domum tanquam secularis positus. Concedit insuper dictus Benedictus dicto Girardo et etiam uxori et liberis suis quamdiu intra domum vel extra domum vixerint, et etiam post mortem ipsorum, tantam partem bonorum omnium que fiunt et de cetero fient, in omnibus domibus predicti Sancti Spiritus, quantam fratres ipsius Sancti Spiritus desiderant et expectant.

In cujus rei memoriam et testimonium ego abbas Sancti Vincentii Bisuntini ad requisitionem parcium, et ego Benedictus magister predicti Sancti Spiritus, presentibus litteris sigilla nostra apposuimus. Actum anno Domini millesimo CC° XXX° septimo, mense februario.

(Archives du Saint-Esprit de Besançon. — Cartulaire du Saint-Esprit de Gray, n° 28).

II. — *Vente faite par Gui de Gray-le-Château aux maître et religieux du Saint-Esprit de Gray, d'une pièce de pré située auprès du Drugeon.*

(Mai 1239)

Sciant omnes presentes litteras inspecturi : quod Guido de Castro de Gray, laude et assensu Poncie uxoris sue et liberorum suorum Ysabelle, Lucot et Othonis, et Giradi de Castro fratris ejusdem Guidonis, vendidit magistro et fratribus domus Sancti Spiritus Graiacensis quoddam pratum situm prope *Droiun* inter pratum Stephani Scuegion et prata relicte Petri Bordon et Giradi Layreux : quod pratum fuit *asvonvocletis?* pro sex libris Stephaniensium dictis magistro et fratribus quiete et pacifice possidendum.

Et ut hoc ratum sit, de consensu partis utriusque ego Vs. capellanus de Gray et ego R. prepositus sigillis nostris presentes litteras roboravimus in testimonium. Actum anno Domini millesimo CC° XXX° nono mense mayo.

(Cartulaire du Saint-Esprit de Gray, n° 29).

III. — *Donation par R. d'Oignepierre seigneur de Chargey, à l'Hôpital du Saint-Esprit de Gray, d'un droit d'affouage dans les bois de sa seigneurie,*

(1240)

Ego R. dominus d'Oigne-Petre notum facio omnibus presentibus et futuris : quod ego laude et assensu Sibille uxoris mee et filiorum meorum, videlicet domini Odonis et domini Garteri, dedi et concessi, in puram elemosinam ad unam quadrigam unius solis equi, domui ordinis Sancti Spiritus Grayaci, fuagium suum in omnibus motuis nemoribus de Chargeio quiete et pacifice perpetuo possidendum.

In cujus rei testimonium et munimen sigilli nostri munimine presentes litteras predicte domui tradidi roboratas. Actum anno Domini millesimo CC° XL°

(Cartulaire du Saint-Esprit de Gray, n° 18).

IV. — *Donation du four de Velesmes et du droit d'usage dans les forêts de la seigneurie, faite par la reine Jeanne au Saint-Esprit de Gray.*

(4 février 1324, n. s.)

DU FOUR DE VELESMES

Jehanne par la grâce de Dieu royne de France et de Navarre, contesse de Bourgongne palatine et dame de Salins, faisons savoir à tous : que nous, regardé et considéré la nécessité, le deffault et la povreté de l'hospital du Saint-Esperit de Gray, et la charge que le maistre dudit hospital a tant de ceulx qui sont renduz léans, comme des pauvres et des malades qui sont en chascun jour aud. lieu ; et les rentes dudit hospital soient si petites que elles ne puissent ad ce souffire ; nous mehue pour cause de pitié et pour le remede des âmes de nos ancesseurs et de la nostre, par pure et simple donnacion et non révocable avons donné et octroyé, donnons et octroyons pour nous en pure et perpétuel aulmosne, à tousiours mais en héritaige, audit hospital et au maistre et gouverneurs d'icellui, nostre four de nostre ville de Velesmes et le chasau et la maison et les appertenances dudit four, ensemble les fruiz et les exues et les émolumens d'icellui four, pour gouverner soustenir et reliever eulx et les povres et les malades qui ores y sont, et qui par le temps advenir seront oudit hospital. Et voulons, donnons et octroyons que les maistres et les gouverneurs dudit hospital ayant leur affouaige en noz bois de Velesmes, pour affouer, pour chauffer ledit four de tel boys comme l'on l'a accoustumé de chauffer ou temps passé, et qu'ilz puissent prandre et tranchier boys convenable en nosdiz boys de Velesmes pour reffaire et maintenir la maison dudict four touteffoiz que mestier sera.

Mandans et commandans à touz noz forestiers desdiz boys qui ores y sont et qui par le temps advenir y seront, qu'ilz ne molestent ne empeschent ledit hospital en usant desditz boys selon ce que dessus est dit. Et toutes ces choses nous pour nous et pour nos hoirs avons promis en bonne foy tenir et garder fermement sens jamais aler encontre.

En tesmoingnaige de laquelle chose nous avons fait mettre en ces lectres nostre grand seel. Fait et donné à Gray le quart jour de février l'an Nostre-Seigneur mil CCC vint et troys.

Per dominam reginam in presencia domini Th. Sabaudie et fratris Guillelmi confessoris. Otho de Gevrey (*les présentes lettres saines et entières de seel et de escripture et atachées à laz de soie*).

(Cartulaire du Saint-Esprit de Gray, n° 30)

V. — *Vidimus et confirmation par Guillaume de Mailley, Seigneur de Maizières et de Chargey d'une donation d'affouage dans les bois de Chargey, faite à l'hôpital de Gray par Jean d'Arc-sur-Tille, chevalier.*

(24 novembre 1359 — 4 décembre 1431)

Nous Guillaume de Mailley, chevalier, seigneur de Maisières et de Charge en partie, savoir faisons à tous ceulx qui verront et orront ces présentes lectres, nous avoir veues et leues certainnes lectres en parchemin de feu messire Jehan d'Arc-sur-Tille, chevalier, jadis seignour dudit Chargey, saignes et antieres en seel et en escriptures, desquelles la teneur sansuit de mot à mot sans y mectre ne ajouster aucune chose :

Je Jehan d'Arc-sur-Tille, chevalier, sire de Chargey en partie, fais savoir à tous que j'ay donné et octroier, doyn et octroye, pour moy et mes hors, pour Dieu et en amosne, pour le remede de l'âme de moy et de mes ancesseurs, à la Maion-Dieu du Saint-Esperit de Gray en vuillans acomplir les hevres de miséricorde, leur usaige et effouige à mor et à vif pour maisonner en la dicte maison toute fois que mestier sera, et pour chauffer les povres de la dicte Maison-Dieu, pour leur et pour leurs successeurs à tous jours mais, en tous mes bois séans et estans ou territoire, finaige et parrochaige de Charge. Et par méant cette donnation, le maistre, procureur ou le gouverneur de ladicte Maison-Dieu, dudict hospital doivent et debveront celebrer audict hospital et Maison-Dieu chescun an à tous jours mais quatre messes de Requian, pour le remede des ames de moy et de mes ancesseurs: Cest a savoir la semenne après la Chandeleuze, la semenne après Pasques, la semenne après la Nativitey Saint Jehan Baptiste et la semenne après la Nativité Nostre-Seigneur; Promectans pour moy et mes hoirs par mon serment donné corporelment sur sains euvangiles de Dieu toichies par solemnel stipulacion sur ce entremise et entrevenent, tous les chosses dessusdictes tenir et garder fermement audict hospital et Maison-Dieu, ès povres d'icelle Maison-Dieu et à leur successeur, sens jamais rapeler ne venir encontre et porter bonne garantie et léal encontre toutes gens.

En tesmoingnaige de laquelle chose je ledit Jehan ay prié et requis et fait mectre en ces presentes lectres le seel du quel l'on use en la court de Gray par laquelle court je et mes hoirs fuissiens controins à tenir et garder fermement toutes les choses dessusdictes et une chascune par soy se de riens en estiens deffaillans ou alliens encontre. Ansamble lequel seel de la dicte court de Gray je ledict Jehan d'Arc-sur-Tille ay mis mon seel à ces presentes lectres en sine de veritey. Ce fut fait vint et quatre jours du mois de novambre l'an Nostre-Seigneur courrant par mil CCC cinquante-neuf.

Et nous Guillaume dessus nommés ratiffions et approvons ladicte donacion comme dessus est dit et donnons de rechief, et vuillons que lesdits maistre et povres leurs et leur commandemens puissent prandre et tranchier en tous nos bois ausy comme dessus est dit. Mandons et commandons à tous nos officiers, maires et sergens, que par le present il sont et par le temps advenir ilz seront, qu'ilz ne molestent ne empeschent lesdits maistres et povres ou leur commandemens en aucune maniere que ce soit, en usant desd. bois comme dessus est dit. Tesmoing nostre seel mis en ces presentes lectres en signe de veritey le IIIIe jour de décembre mil IIIIe trente et ung (*les presentes lectres saignes et antières en seel et en escripture*).

(Cartulaire du Saint-Esprit de Gray. F[o] LXIII).

VI. — *Arrêt de règlement pour l'hôpital de Gray, donné par le Parlement de Dôle.*

(10 avril 1557, n. s.)

En la cause pendante en la cour souveraine de parlement à Dole entre frère Claude Buffet, maistre et recteur de l'hospital du Saint-Esprit de Besançon, Claude Bouvier de Gray, religieux de l'Ordre dudict Saint-Esprit, et frère Jean Rivière prebstre, aussy religieux dudit Ordre et chascuns d'eux suppliants pour avoir main-levée du temporel, biens et revenus de l'hospital de Gray, gouverné par l'authorité de la cour soubs la main du roy nostre sire, Jean Robert et damoiselle Jeanne Robert, les héritiers de fut Jehan Champvant dudit Gray et les héritiers de fut Rolin Raviset de Beljeux, aussy suppliants pour l'observance des anniversaires et fondations mentionnées en leur requète d'une part, et maistre Marin Benoist, secrétaire de Sa Majesté, et son procureur général en ces pays et parlement de Bourgongne, deffendeur d'autre part.

Veues les requestes, escritures et pièces desdits suppliants mesme les départements, consentements et déclarations judicialement faites à la part dudit Bouvier par son procureur spécial suffisamment fondé, le huictième jour de febvrier l'an quinze cent cinquante-six, et d'autre part les actes de mainmise, information, visitation et procédure faites et exhibées à la part dudit procureur général, ladite cour sans préjudice des droicts prétendus par ledit frère Jean Rivière, fait main-levée audit frère Claude Buffet du temporel, revenus et biens dudit hospital de Gray, ordonnant que Jean Desjeux commis à le tenir et gouverner souls la main de Sa Majesté ayant ja rendu compte dudit revenu, par devant commis d'icelle cour, pour le temps de son administration jusque au quart de novembre dernier passé, et poursuivant sa descharge rendra et tiendra compte du surplus audit Buffet par devant les mesmes commis desquels ladicte cour a renouvellé et renouvelle la commission et puissance. Et ce toutefois en satisfaisant par ledit Buffet aux frais de justice supportés à l'occasion de ladite mainmise et commission en despendant, mesme à ce que seroit debeu de reste audit Desjeux, avec ce aux charges et conditions cy après déclarées.

Premièrement que désormais ledit Buffet et autres maistres dudit hospital déserviront en iceluy personnellement et actuellement ou par autres suffisants qui soit prebstre et religieux dudit Ordre ; et avec luy seront et demeureront deux prebstres ordinaires et deux coriaulx, tant pour le divin service accoustumé audit hospital et des anniversaires et chantés et fondés, que pour l'administration des saints sacrements de l'Eglise et sépulture aux malades pauvres et autres décédants audit hospital ou désirants par dévotion y estre inhumés ; et pour ensuivre la bonne et pieuse intention des fondateurs d'iceluy hospital et d'autres bienfacteurs quand, pour la deserte des messes et chantés desdictes fondations et autres journellement survenants, lesdits maistres ou son commis et autres deux prebstres ne suffiront, iceluy maistre sera tenu d'en faire venir d'autres, tellement qu'ils soient en nombre suffisant pour faire leur debvoir aux messes anniversaires et chantés sans rien omettre ; sur quoy, pour obvier à toutes occasions de négliger et délaisser sans desserte lesdictes fondations selon que les remonstrances en ont été faites à ladite cour, icelle a ordonné et ordonne que toutes les fondations tant anciennes que nouvelles seront descriptes et déclarées en un tableau que sera mis et par lesdicts maistres entretenus en un lieu apparent de l'église dudit hospital, de manière que chascun le puisse voir et cognoistre journellement. Conséquemment que en iceluy hospital seront ordinairement deux vieilles femmes servantes portant la croix dudit Ordre, l'une pour gouverner soigneusement les malades et autres pauvres, et l'autre pour servir aux affaires dudit hospital. Et en iceluy seront receus des pauvres malades et valétudinaires ou si anciens qu'ils ne pourront gagner leur vie ; en ce non compris les petits enfants exposés et qui doivent estre baptizés ès fonds baptismaux dudit hospital et receus, ny les pauvres filles enceintes lesquelles par pauvreté conviendroit recevoir pour leur gésine ; et semblablement autres pauvres estrangers passants chemins pour estre abbergés audit hospital pour un jour et une nuict, et selon que lesdits maistres de l'hospital et maire dudit Gray y cognoistront la pitié. Touts lesquels pauvres seront nouris et refectionnés de bon pain de froment sans en rien oster, aussy de vin ou despense, potage et pitance raisonnable et accoustumées, et chauffez convenablement; et seront couchés les malades et passants séparément des femmes malades et autres accouchées, et en licts de plume garnys de coussins et couverture raisonnable. Et pour ce seront les lieux communs et chambres à cest effect mis incontinant en réparation et estat deheu. Et pour le présent et jusque autrement soit ordonné seront meublés de six lits et entretenus de linges garnys comme dessus suffisants, oultre quelque petits lictsy estant de présent; avec ce par nuict lesdicts malades et gisants auront de la lumière de lampes ou chandelles, selon que leurs maladies ou nécessités le requéreront.

Item. Quant aucunes personnes feront quelques aumosnes auxdits pauvres soit en argent, habits, victuailles ou autrement, l'aumosne sera délivrée et distribuée selon leur volonté et déduction, en présence de celuy qui la portera, sans en abuser.

Et pour la perpétuelle et plus soigneuse observance des choses susdictes le maieur dudit Gray présent et advenir avec l'un des eschevins, appellés encore deux des prochains et notables voisins dudit hospital, le visiteront touts les ans deux fois pour le moins, et autrement comme le cas le requerera et sans frais, pour scavoir s'il y aura faute à ce que dessus, et y faire pourvoir par raison. Avec ce toutes les lettres dudict hospital seront inventoriées et descriptes par ledict commis, et mises en un coffre fermant à deux clefs, dont ledit maistre aura l'une et ledit maieur de Gray l'autre, pour estre gardées plus seurement. Comme aussy seront inventoriés les calices, reliquiaires et sanctuaire, et laissés audit maistre, moyennant que desdicts inventaires, lesdicts maire dudict Gray et procureur général en auront copie pour les ayder et conserver audict hospital.

Item. Pour ce qu'il a apparu à ladite cour comme les édifices dudit hospital sont en apparent danger de ruine s'il n'y est obvié et pourveu diligemment, icelle a ordonné et ordonne que sur le revenu dudit hospital seront pris et levés touts les ans, à scavoir pour la première année qui sera eschue au jour de feste Saint-Martin d'hyvers prochain venant, la somme de deux cent frans, et pour les autres subsécutifs à chascune Saint-Martin

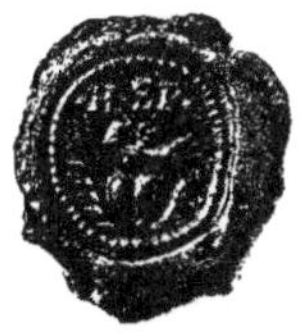

PETIT SCEAU

ayant appartenu à une Religieuse de l'ancien hôpital du Saint-Esprit, de Gray.

Un cœur entre deux palmes croisées à la base ; au-dessus, le Saint-Esprit en forme de colombe, de profil à gauche et surmonté des lettres H. SP. — Bordure en grènetis, 15×14.

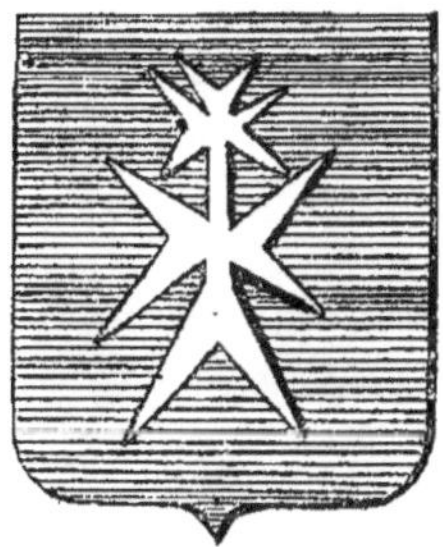

ARMOIRIES DE L'HOPITAL DU SAINT-ESPRIT, DE GRAY

(1698)

d'hyvers cent frans que seront mis ès mains dudict maieur de Gray, et gardés sans aucuns frais et employés aux réparations plus nécessaires, par l'advis d'iceux maieurs eschevins et deux prochains voisins, qui en feront debvoir sans salaire ny frais ; et ce jusque à la perfection desdictes réparations ou qu'autrement sera ordonné.

Au surplus, icelle cour a ordonné et ordonne que touts tiltres et meubles distraicts dudit hospital y seront rapportés, rendus et restitués, interdisant auxdicts maistres et touts autres, de désormais en distraire aucuns pour les appliquer à autre lieu ou usage que d'iceluy hospital contre l'intention desdicts fondateurs et bienfacteurs, ordonnant que les choses susdictes et unes chascunes d'icelles seront observées, sans donner occasion de plus retourner à doléance, à peine de remettre le temporel dudit hospital soubs la main de Sa Majesté et de l'amander arbitrairement.

Mandant au premier huissier ou sergent requis faire à ce tous exploicts nécessaires. Donné et prononcé judicialement audict Dole aux arrests de ladicte cour, le dixième jour du mois d'apvril (avant Pasques) mil cinq cent cinquante-six.

(Original parchemin n° 14, chap. 43.
Archives du Saint-Esprit de Besançon).

VII. — *Armoiries de l'hôpital du Saint-Esprit de Gray.*

(1698)

Quand un édit de Louis XIV (1698) prescrivit l'enregistrement et la vérification des armoiries des personnes ou des corporations, le Saint-Esprit de Gray fit produire les siennes, qui étaient : *d'azur à la croix de l'Ordre d'argent.* (Cette croix était à 12 pointes : Voir la gravure ci-contre).

(Paris, Bibliothèque nationale, manuscrits de d'Hozier. — Copie de ces manuscrits, pour ce qui concerne la Franche-Comté, aux archives du Doubs).

VIII. — *Lettre des officiers municipaux de Gray au cardinal de Choiseul, archevêque de Besançon, pour protester contre le projet de supprimer l'hôpital du Saint-Esprit de Gray, en l'annexant à l'Ordre de Saint-Lazare.*

(1771)

A MONSEIGNEUR LE CARDINAL DE CHOISEUL-BEAUPRÉ

L'établissement le plus ancien qu'il y ayt dans notre ville est l'hôpital du Saint-Esprit fondé pour les enfants trouvés. Avant la réunion faite à l'Hôtel-Dieu des fonds de la maladrerie qui étoient du patrimoine de la ville, et dont cet hôpital jouissoit, on y entretenoit encore un certain nombre de pauvres vieillards.

L'on ne trouve aucune preuve que l'hôpital du Saint-Esprit eut été érigé en titre de commanderie : il n'a pas laissé d'être administré par un prestre de l'ordre du Saint-Esprit sous le nom de rectorie, ayant sous ses ordres et sous sa direction quatre religieuses qui ont soin des enfants, mais toujours comptable envers le magistrat de son administration. Le sieur Archimbaut, qui vient de mourir il y a environ deux mois, est le seul des recteurs qui se soit dispensé de rendre ses comptes, malgré une sommation qui luy fut faicte il y a plusieurs années ; certaine transaction passée autresfois entre les magistrats d'alors et l'un de ses prédécesseurs, suivant laquelle ces comptes ne devoient estre rendus au corps de ville qu'en présence du visiteur de l'Ordre du Saint-Esprit, luy servoit d'excuse avec l'attention de ne jamais laisser paroitre icy de visiteur. L'on n'a pas insisté rigoureusement vis-à-vis du sieur Archimbaut, parce que, et l'on doit rendre cette justice à sa mémoire, il avoit un soin tout particulier des enfants, il y confondoit une pension de six cents livres qu'il avoit, il faisoit face aux dépenses malgré la modicité des revenus.

Par l'inventaire que nous avons fait à l'hôpital du Saint-Esprit après la mort du sieur Archimbaut, nous avons reconnu que le revenu annuel n'étoit que d'environ deux mille quatre cens livres, sur quoy il y a des fondations à acquitter, des bâtiments à entretenir, surtout le fourg bannal de Velesme qui est fort souvent ruineux.

Il y a actuellement à la charge de cet hôpital soixante-douze enfants, dont vingt-sept à nourrice et quarante-cinq tant à la maison qu'en apprentissage chez des maîtres de la ville payés par l'hôpital ; l'on trouve qu'il y en a eu dans les années précédentes jusqu'à quatre-vingt, quoyqu'il soit bien censé que de ce grand nombre la plupart y ont été placés par composition, sans quoy le double du revenu n'y suffiroit pas. Nous pensons qu'un bénéfice aussy onéreux n'a pas assez d'attraits pour engager les chevaliers de Saint-Lazare à s'en emparer à la faveur de la réunion de ces hôpitaux à leur Ordre ; ils ne pourroient le prendre qu'à la condition d'en acquitter toutes les charges de la fondation. Ils ne voudroient pas être comptables envers la ville, et l'on ne pourroit pas priver en leur faveur le corps de ville, de ses droits sur l'hôpital, non-seulement de la comptabilité par les administrateurs, mais encore de toute inspection sur la manutention des biens et le bon gouvernement des enfants trouvés qui n'y sont placés que sur les ordres des maire et échevins.

Cette dépendance où l'hôpital du Saint-Esprit est envers le corps de ville, démontre qu'il n'est pas un bénéfice de l'Ordre du Saint-Esprit, ou plutôt qu'il n'est pas un titre de bénéfice, en un mot une commanderie sujette à être réunie à l'Ordre de Saint-Lazare, mais une simple direction et administration qui étoit sous l'autorité de l'ordinaire dans son institution depuis la mort de M. le cardinal de Polignac, grand-maître de l'Ordre de Saint-Lazare. La forme de cette administration paroissant abolie, nous croyons que notre hôpital doit retourner naturellement à son premier état où il étoit avant d'être régi par des prêtres de l'Ordre du Saint-Esprit, et retourner dans la dépendance de l'ordinaire, de l'authorité duquel il a nécessairement été établi (1).

(1) Cette allégation était notoirement inexacte, mais les officiers municipaux de Gray, l'émettaient pour appuyer leurs prétentions à la totale direction de l'hôpital, sous la seule surveillance de l'Archevêque de Besançon.

Ce sont là nos vœux, Monseigneur ; ce sont les désirs des religieuses de cette maison qui réclament votre Eminence pour leur supérieur immédiat, et qui craignent de retomber dans la dépendance des prestres de l'Ordre comme dans celle des chevaliers de Saint-Lazare.

Nos craintes sont également fondées des deux côtés : pour le Saint-Esprit on nous annonce les sujets les moins convenables et qui nous doivent être les plus suspects ; quant à l'Ordre de Saint-Lazare, il regarderoit comme un bénéfice un titre qui n'a été qu'une administration à charge de compter.

Dans ces circonstances, Monseigneur, les fondations de l'hôpital étant depuis trois mois desservies tantôt par un religieux, tantôt par un prêtre, nous supplions votre Eminence de vouloir bien agréer que nous traitions avec un prêtre de votre diocèse, le plus utilement qu'il sera possible pour l'hôpital, pour la desserte des fondations, et, en un mot, d'en user pour le Saint-Esprit comme les directeurs de l'Hôtel-Dieu en usent pour l'élection de l'aumônier de cette maison de charité.

Nous sommes avec un très-profond respect,
de votre Eminence,
Monseigneur,
Vos très-humbles et très-obéissants serviteurs.

Les magistrats de Gray :
Bourqueneux, Avenne, Perchet, Chevillet, maire,
Garnier, Kolman.

(Original sur papier, n° 174 Boite 12 —
Saint-Esprit de Besançon).

IX. — *Tableau de situation de l'hôpital des Enfants-Trouvés de Gray au point de vue du personnel, de 1776 à 1788.*

	Enfants présents au 1er janvier	Enfants reçus et baptisés à l'hôpital	Enfants reçus et déjà baptisés avant leur entrée	Enfants morts durant l'année	Sorties annuelles
1776	55	2	7	3	10
1777	51	3	5	5	13
1778	46	6	10	5	»
1779	78	3	9	3	34
1780	56	7	6	5	8
1781	56	3	7		5
1782	61	8	11	8	8
1783	72	2	7	2	19
1784	62	3	6	3	9
1785	62	6	6	8	2
1786	72	4	4	10	16
1787	64	5	19	10	8
1788	73	4	7	6	1
Total..	808	54	104	73	»
Moyenne	62	4	7	5—6	11

(Archives du Doubs. — Fonds de l'Intendance de Franche-Comté. Série C.)

Le 30 décembre 1885, après un procès de quinze ans, une transaction partagea par moitié les revenus de l'hôpital du Saint-Esprit entre le département et les hospices de Gray, après approbation des pièces de comptabilité par le Conseil général. Les recettes de l'ancien hôpital du Saint-Esprit sont de 5345 fr., les dépenses de 1 124 fr. 38 centimes.

TABLE DES MATIÈRES

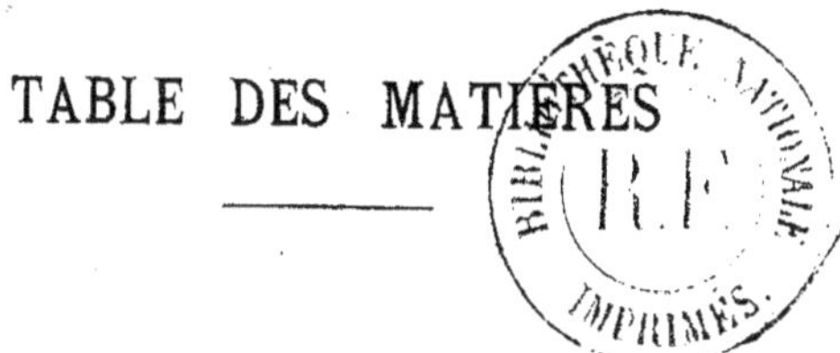

PIÈCES JUSTIFICATIVES

GRAVURES

www.ingramcontent.com/pod-product-compliance
Lightning Source LLC
LaVergne TN
LVHW050432160826
845677LV00002BA/672

* 9 7 8 2 3 2 9 6 8 7 2 3 0 *